JN077801

高次脳機能障害・発達障害・認知症のための ~~邪道な~~ 地域支援養成講座

実戦編

原　作●**粳間　剛**（医師・医学博士）

まんが●**仙道ますみ**

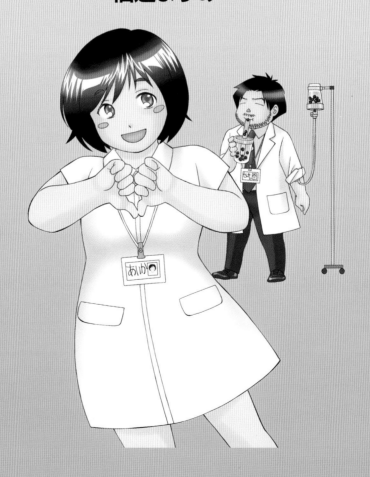

三輪書店

　本書は邪道な養成講座シリーズの第四弾です．シリーズ第二弾である『高次脳機能障害・発達障害・認知症のための邪道な地域支援養成講座（以下，前シリーズ）』の続編で，社会性の支援のお話がメインの"実戦編"になります．

　なんで社会性の支援が実戦編になるの？　認知リハビリの話とかしないの??　と，認知症や高次脳機能障害などの"認知機能畑"出身の方には，社会性の支援を重視するスタンスには違和感があるかもしれません．高次脳にせよ発達障害にせよ認知症にせよ何にせよ，従来はなんでも知能の問題のせいにされてきました．あるいは，失行，失認，失語といった巣症状が原因と考えられていて．当事者の困りごとの原因として，注意障害などがトピックになってきたのは本当に最近の話です．このことについては前シリーズに書きましたが，注意機能が注目されるようになってきてもあくまで知能の構成要素としてであって，知能を最重視するスタンス自体は変わっていないと言えるでしょう．

　一方で，知能に問題がないとされる，注意欠如・多動性障害（ADHD）や自閉症スペクトラム障害（ASD）といった新興の発達障害も，社会生活に支障をきたすことがわかってきました．特に，「大人の発達障害」として，話題になっていますね．彼らの問題の主体は，社会的コミュニケーションの問題です．俗に，共感性の問題と呼ばれているものです．空気が読めないとか．知能に問題がなくても，共感性，社会性に問題があれば，社会生活はできないのです．社会性の問題は，高次脳機能障害でも認知症でもおきます．しかも，知能の問題も伴って．でも知能の問題だけに注目していていいのでしょうか？社会性の支援はどうしたらいいの？

　実は，高次脳機能障害に対するエビデンスがある支援として前シリーズで紹介した「ポジティブな行動支援」は社会性の支援です．一方で，知能がよくなるような支援はありません．認知リハビリと称して，注意や記憶や言語などの，知能の構成要素を訓練したくなる気持ちはわかりますが，要素的な訓練よりも社会リハビリテーションに力を注いだほうが効率がよいのです．しかも，病院のリハではなく地域支援として実践できる．

　本書でも最初は，要素訓練の話を書いています．漫画編の第1回は，マインドフルネス瞑想で注意を訓練する話について書きました．しかし，ここで注意の底上げをはかるのは，それ以降の社会性の支援のためです．要素訓練を重要視しているのではなく，社会性の支援のための基礎作りに必要だから最初に書いたのです．注意資源という言い方をするように，注意には限りがありますが，本連載の注意訓練は「注意資源を社会性に割り振るためのコツ」，その解説に特化させました．続く第2回では，感情を他者と共有する能力（情動の伝染）も，マインドフルネス的に捉えた解説をしました．注意と感情を他者と共有することは，共感性の礎になるか

らです．

　本書は，まずマインドフルネス瞑想で共感性の基礎作りを促し，その応用段階である社会的な視点取得の解説とすすみます．そして，最終的には「当事者の視点に基づく支援」の話へとすすみます．この，当事者の視点に基づく支援の代表例が前シリーズで解説していたポジティブな行動支援です．これで話が1周しましたね．

　さて，あくまで続編の本書ですが，基本的には前シリーズを読んでいない方にもわかるように書いてあります．予備知識0でも大丈夫です．本書から邪道な養成講座シリーズに来た人も安心して読みすすめてくださいませ．また，随所に前シリーズとの話のつながり・整合性についても説明していますので，本書を読んだあとに前シリーズに戻る…という楽しみ方もできると思いますよ！（宣伝）．注意や共感性の話だけじゃ物足りないよ！　という方も，前シリーズに戻るといいですよ！（宣伝）．大事なことなので2回言いました．

<u>本書のおススメな読み方（重要）</u>

　本書の本編（整数ナンバーの話数の漫画）は「【月刊】地域リハビリテーション誌」に連載されていた総説になります．小数点ナンバーの漫画，および，「文章で総復習編」（98頁〜）のところは単行本化の際の書き下ろしになります．特に，小数点ナンバーの漫画は，連載では字数制限の関係で説明しきれなかった部分や，前シリーズとのつながり・整合性の関係についての解説を書き足したものです．ですので，小数点ナンバーの漫画は整数ナンバーの漫画より「難しい」と感じる方もいるかもしれません．でもでも！元々は整数ナンバーの漫画だけで解説が成り立つように連載していたものです．小数点ナンバーの漫画が難しかったら一旦読み飛ばして…，まずは整数ナンバーの漫画だけ読むような読み方でも話はつながります．

　本書は，「第1回→第1.5回→第2回→第2.5回…」のように，ページの順番通りに読んでも，「第1回→第2回→第3回→第4回→第5回→第6回と読んで概要を理解してから，第1.5回→第2.5回…と，小数点ナンバーの漫画を読む…」のような読み方でも，どっちでも話が通るように工夫して書いてあります．よかったら両方の順番の読み方を試してみてくださいね！「文章で総復習編（98頁）〜」のところは全体の総おさらいです．漫画部分だけでは理解できなかった部分があっても，おさらいで理解できるかもしれませんから最後まで読んでね！

　高次脳機能障害・発達障害・認知症の社会支援について極めようという方にも，これから勉強してみようという方にも，自分の治療・支援に役立てようという方にも，本書が高次脳機能障害・発達障害・認知症の社会支援に携わる皆さんのお役にたてば幸いです．

CONTENTS

漫画編

第1回
注意機能向上のためのマインドフルネス瞑想──6

第1.5回
注意は全ての認知機能の土台──12

第2回
「情動の伝染」と「ソーシャルタッチ」──22

第2.5回
情動の伝染と、慰め（consolation）の話──28

第2.75回
真の共感と偽の共感？─情動の伝染と自己投影の話──32

第3回
共同注意の問題とその支援──40

第3.5回
共同注意と言語の話─Looping と認知バイアス──46

第4回
社会的コミュニケーションと視点取得──56

第4.5回
視点取得の成長と発達のプロセス，まとめ──62

第5回
心の理論 theory of mind と，視点取得──66

第5.5回
心の理論はマトリョーシカ？─入れ子構造を理解しよう！──72

第6回
当事者の視点に基づく支援──80

第6.5回
医療者の視点に基づく支援も大事──90

文章で総復習編

1 視点取得の正常発達とその障害（発達障害）—— 98

　1．注意の共有—共同注意（生後 10 か月頃〜）—— 99

　2．感情の共有（情動の伝染：5 歳頃〜）—— 102

　3．記憶（体験と知識）の共有—— 108

2 共感性の正常な老化とその障害（認知症等）—— 122

　A．共感性の正常な老化—— 123

　　1．注意の老化—— 123

　　2．記憶の老化—— 124

　　3．その他の老化（含む，感情と社会的認知機能）—— 126

　B．認知症性疾患と高次脳機能障害に伴う共感性の変化—— 128

　　1．アルツハイマー病—— 128

　　2．前頭側頭型認知症—— 129

　　3．後天性脳損傷（脳血管障害・脳外傷など）—— 129

3 当事者の視点に基づく支援—— 132

　A．当事者の視点とは—— 133

　　「当事者の視点に基づく」とは，その人の感じる世界を追体験しようとすること（That's 共感）—— 133

　　知識よりも共感に基づく当事者視点の取得をしよう—— 135

　B．ポジティブな行動支援—— 136

　　PBS では「医療者（支援者）の視点」を意識して抑えるべき場面がある—— 139

　　目的論の観点が大事（「その行動は何のため？」「結局，何がやりたいんだろう？」—— 139

　　PBS で共感性が必要なのは何のため？—— 141

　C．医療者（支援者）の視点—— 142

　　社会的行動とは—— 142

　　社会的行動と問題行動，セーフとアウトの線引き—— 143

　　どこまで社会は環境調整できるのか？—— 144

　　医療者の社会的役割（立場）と合理的配慮—— 145

おまけのページ

歩数を数える散歩—— 21

運動模倣—Moter mimicry —— 38

Looping のいろいろ—— 55

心の理論課題難易度 MAX 問題—— 77

「ネコに天罰」—— 95

高次脳機能障害・発達障害・認知症のための 実戦編
邪道な 地域支援養成講座

原作：粳間　剛（医師・医学博士，一般社団法人 iADL 代表理事），まんが：仙道ますみ

第1回 注意機能向上のためのマインドフルネス瞑想

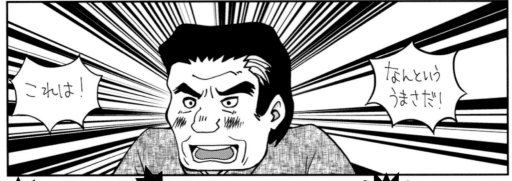

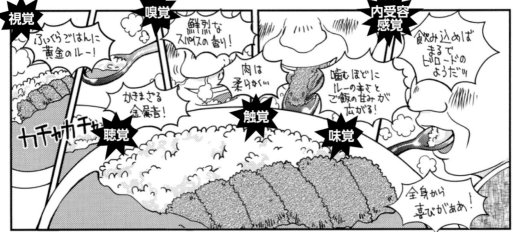

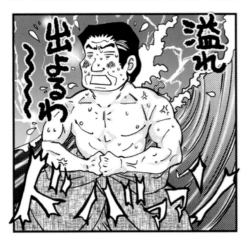

＊：このカレーの食べ方は，マインドフルネス瞑想のレーズンの訓練を，院長先生なりに，解釈した結果です．

院長が，またマインドフルネス瞑想＊やってますね！腰が痛いのが治ってないんですかね？

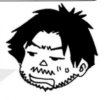
腰は治ったらしいけど，注意の訓練にもなるからってまだ続けてるみたいだよ．

左頁の漫画の元ネタは
マインドフルネス瞑想の
レーズンのエクササイズです！
m9（ ﾟДﾟ）復習ドーン

☆頭の中に向けられている「内向きの注意（≒ワーキングメモリーに向けられた注意）」を，五感に向けた「外向きの注意（≒一般的な注意）」に，切り替えるのが訓練の目的です．

☆ Don't Think！ Just feel！（考えずに，ただ，ありのままを感じましょう）
五感に注意を向けて，レーズン（食べ物ならなんでも可）を，「①見る⇒②嗅ぐ⇒③聴く⇒④触る⇒⑤味わう」と，順番にやってみましょう（下図の右側のように）．その間，くれぐれも注意を頭の中に向けないように！（下図の左側のようにしてはダメです！ 上手いことを言う訓練ではありません！）

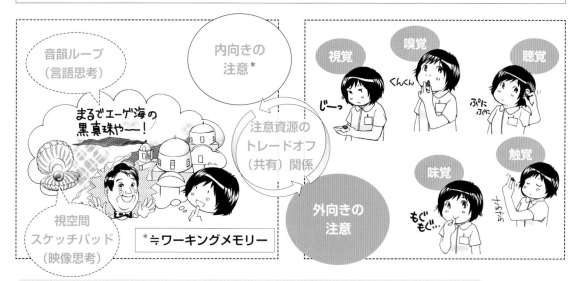

内向きの注意（≒ワーキングメモリー）が強くなると，外向きの注意（≒一般的な注意）は弱くなります（逆もまた然り）．なぜこのような，"トレードオフ関係"が存在するのかと言うと，どの種類の注意を払う時も，共通の注意資源を必要とするからです．

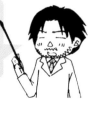

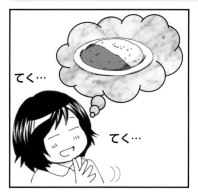

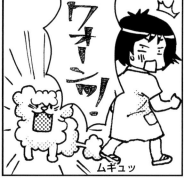

「考え事をしながら歩く時」はそうでない時に比べて外の世界に対して不注意になっています．

そういう経験は誰しももっていると思います．

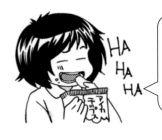

私，集中力がないのか，食べ物の瞑想をやってみても，この内向き⇔外向きの注意のトレードオフ関係がよくわからなかったんですよね・・・
「指を使ったエクササイズ」のほうがわかりやすかったです．
たしかに，まったく考える事ができなくなった！

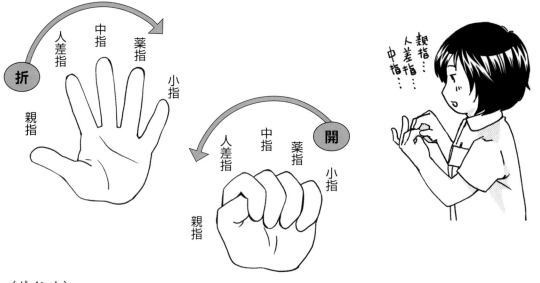

内向き注意⇔外向き注意のトレードオフ関係がもっとよくわかる
「指を呼称するエクササイズ」　　　　　復習どーん

☆左手を見て，親指⇒人差指⇒中指⇒薬指⇒小指と，呼称しながら，右手でつまみ，指を折っていく．
全部の指を折り終わったら，小指から，逆の順番で開いていく．
☆この時も，左手を見て，小指⇒薬指⇒中指⇒人差指⇒親指と，呼称しながら，右手を使って，指を開いていく．

折　　親指　人差指　中指　薬指　小指

開　　中指　薬指　小指　人差指　親指

親指・・・
人差指・・・
中指・・・

〈ポイント〉
①左手自体は動かさない．指を折るのも開くのも，右手で行う．
②指を折る際も開く際も，その指をしっかり見て，その指の名前を声に出して言うこと．

これをやりながら答えてみよう！
220引くあなたの年齢はいくつ？
m9（ ﾟДﾟ）ドーン

同時に計算は，できなかったと思いますw（せんせいの講演の鉄板ネタですw）
指を呼称するエクササイズでは，注意資源のほぼ全てを使ってしまうようで，
これをやりながら計算したりとか・・・考え事ができる人はほとんどいませんw
「視覚と聴覚（言語）と身体感覚を同時に外向きにする課題」では，ワーキング
メモリーに注意資源を割くことがほとんど不可能になるみたいなんよ．

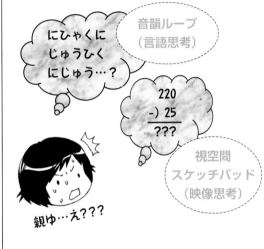

音韻ループ
（言語思考）

にひゃくに
じゅうひく
にじゅう…？

220
-) 25
???

視空間
スケッチパッド
（映像思考）

親ゆ…え???

暗算（頭の中での計算）のやり方は，
「にひゃくにじゅうひくにじゅうごわ…」のように，
ココロの声で唱える（音韻ループを使う）か，
「220 − 25 ＝？」のように，映像で数字を思い浮
かべる（視空間スケッチパッドを使う）か，しかない．

指を見て，呼称する動作と，
暗算は，まず同時にはできない．

無理にやろうとしている人は，
・目線を指からそらす
・口が止まっている
・動作自体が止まっている
などの動作が見て取れるのでわかりやすい．

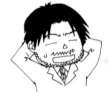

転じて，「視覚と聴覚（言語）と身体感覚を同時に外向きにする」ことは，頭の
中の余計な考えに，注意資源を奪われないようにするためのコツでもあります．
「余計なことを考えないように気をつける」だけでは，むしろよりいっそう，気に
なるようになってしまうことも多い（∵カリギュラ効果）．下の説明参照！

日常的なカリギュラ効果の例？

「トイレにしばらくの間行けない」（例：電車に乗る前や映画の前など）
そう考えるだけで尿意が発生する！m9（ﾟДﾟ）ドーン
転じて，「考え事を禁止したら余計に気になって考えてしまう人は大勢いる」

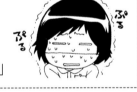

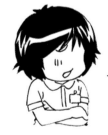

痛みの治療編*で，この話はもうばっちり理解してますよ！
「痛みを気にすると余計に痛くなるけど，考えるなって言われてもでき
ない．だから，余計なことを考えられなくなるくらい，何かしら注意が
頭の外に向くことをしなさい！」って！そういうことでしょ！？

*シリーズ本『ココロとカラダの痛みのための邪道な心理療法養成講座』

考え事ができない状態（認知的多忙）は，つまり，全集中してる状態ってことです．
外の世界に全集中ね．

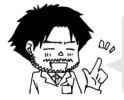

外の世界に全集中している時の感覚をつかむことができれば，下の例のような，思考の脱線（≒ワーキングメモリーへの邪念の割り込み）にも，気づきやすくなるよ w．だから，マインドフルネス瞑想は，不注意の訓練にもなるのです．

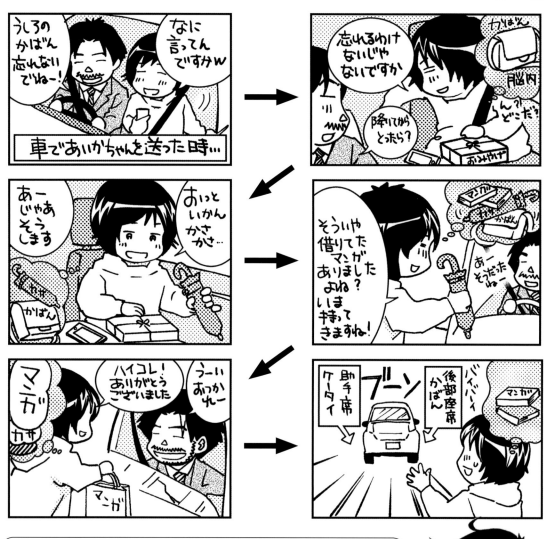

これって，記憶の問題なのかと思ってた！注意の問題なのですか！？

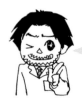

ワーキングメモリーは，「記憶に向けた注意であり，注意が今向いている記憶でもある」という話*を思い出そう！ だから，注意の問題があるとワーキングメモリーにも問題が起きます．内向きの注意であるワーキングメモリーは，外向きの注意が弱いと容易に乱されてしまいます．では対策は！？

*粳間 剛，他：支援を考えるための記憶の捉え方．高次脳機能障害・発達障害・認知症のための邪道な地域支援養成講座（第 10 回）．地域リハ 12, 70-77, 2017.

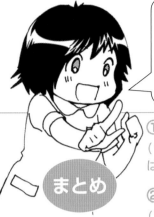

わかった！ つまりこういうことだ！ 余計なことを考えられないように頭を使えば，集中を乱されにくいわけだから…　かばんかばん…と唱えながらかばんを探せば，他の事が頭に割り込むのを防げるわけで，かばんから気がそれなくなる！

まとめ

①本当に集中してたら考え事はできない！
（∵外向きの注意（一般的注意）と内向きの注意（≒ワーキングメモリー）は注意資源を共有する，「トレードオフの関係」にあるから）

②全集中の感覚※注を掴むのが大切！
（※注指を呼称するエクササイズがおススメ．視覚・聴覚（言語）・カラダの同時使用で注意を完全に外向きにすれば，「全集中（≒認知的多忙）とはどういう状態なのか」実感しやすいです．

そのとおりです．簡単だけど超有効．車掌さんがやる指差し＆声だし確認とかも注意が外に向きます．そしてそれが，安全の確認に注意を向けることにつながる．不注意の改善のためには，邪念が生まれる余地をなくすように，外向きの注意へ，五感をしっかり参加させることなのです．

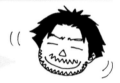

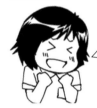

「見て！ 聴いて！ 感じて！」を総動員して注意するのが大事ってことですね！

そうそう．味覚と嗅覚は，普段は無視して大丈夫です．

やばーい！注意の訓練までマスターしちゃったら，私いつでもリハビリ科に戻れちゃいますね！

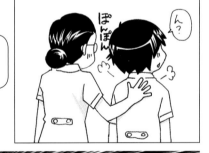

看護師長さんからの「謎の肩たたき」の意味は？
m9（°Д°）ドーン

登場人物
あいかちゃん：脳外科医の父に，前下小脳動脈（Anterior Inferior Cerebellar Artery）と命名されそうになったが，略語のAICA（あいか）にしましょうと母に助けられた．脳外科⇒リハビリ科⇒整形外科（慢性疼痛専門外来）と1年ずつやりました．そして今，リハビリ科に戻ってくるように看護師長に肩たたきをされたところ．リハビリ科出戻りの復習レクチャー修了しました．

せんせい：脳画像を一日中見ている医者．顔面輪郭詐称の大家．あらゆるデメリットにもかかわらず，髭は絶対に剃らない．慢性疼痛専門外来の出向終わりました．一緒に出戻りになるあいかちゃんの再洗脳，完了しました．

その他の参考文献
粳間　剛・仙道ますみ：ココロとカラダの痛みのための邪道な心理療法養成講座．三輪書店．2018.

邪道な 地域支援養成講座

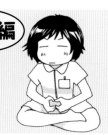

原作：粳間　剛（医師・医学博士，一般社団法人 iADL 代表理事），まんが：仙道ますみ

第1.5回 注意は全ての認知機能の土台（前シリーズ[4]の総復習）

豆用語：如実知見（にょじつちけん：仏語）

　如実知見とは，読んで字の如く，「（事）実の如く認識しなさい」，という意味．マインドフルネスの元祖であるお釈迦様の「悟りの極意」をあらわす言葉だそうです．精神療法でも，森田療法などでは，「ありのまま（をとらえること）」を目的とし，これを“悟り”と表現したりします．我々はどうしても余計なことを考えながら物事をとらえてしまいます．その余計な考え（邪念・煩悩）こそが悩みや苦しみの元なのだから，事実をありのままとらえれば悩みも苦しみもなくなるよ！というわけですね．

　本講座の言い方で如実知見を説明すると，余計な考えの元になるのは内向きの注意（≒ワーキングメモリー）で，事実をありのまま認識するのは外向きの注意（≒一般的な注意）です．内向きと外向きの注意には同じ注意資源をシェアするトレードオフの関係があります[1]〜[3]．「第1回」での“指を呼称するエクササイズ”のような，注意が外向きで，内向き注意に注意資源を注げない状態（認知的多忙）では考え事（暗算）ができないことを実感できたでしょう？悩むこともまず無理です．悟りの境地である如実知見に至るのは難しくとも，注意のコントロールで「悩めない状態」にはなれるのです．

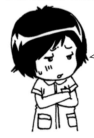

マインドフルネスで注意をコントロールできるのはわかりましたけど，その注意資源？てのがたくさんあれば，配分を考えなくてもなんとかなるんじゃないですか？

そのとおりです．でも，高次脳機能障害・認知症などでは注意資源が枯渇していることが多いのです[3][4]．

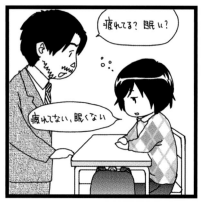

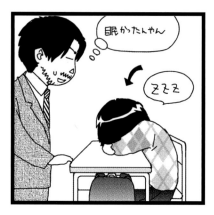

注意資源の枯渇

傍目では眠そうなのに睡眠欲を自覚できないなど，自覚のない易疲労性（＝神経疲労）は注意資源の枯渇を示唆する．高次脳機能障害・認知症ではまず必発で，発達障害やうつ病，線維筋痛症などでもよく見られる．

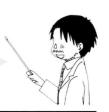

注意資源の枯渇を起こす疾患は，注意の基盤と呼ばれる領域に脳異常があることが多いです．注意資源の枯渇を起こす代表は「老化」で，年齢とともに皮質容積が減少していく領域（下図一番左）は注意の基盤になる領域と大きくオーバーラップしています[3]．同領域の皮質容積減少は，発達障害・高次脳機能障害・認知症でも見られて，うつ病や線維筋痛症などでも見られます[3]．

注意資源の枯渇を起こす疾患に共通して見られる皮質容積減少[3]

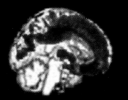
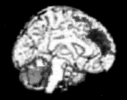
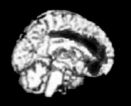
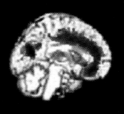

| 加齢との相関* | ADHD（成人）→発達障害 | 脳外傷→高次脳機能障害 | 脳血管性認知症 |

*加齢と相関する脳萎縮の図は，健常者71例（20〜86歳）のMRI結果から，年齢と皮質容積減少が有意に相関する領域を提示している（FWE p<0.00001）．成人のADHDの図（20例），脳外傷の図（28例），脳血管性認知症の図（14例）は，同年代健常人ノーマルデータベースと比較し，各疾患群で有意に皮質容積減少が見られた領域を示している（いずれもuncorrected p<0.001）．同一スケールの比較ではないので要注意！

注意の基盤になる領域

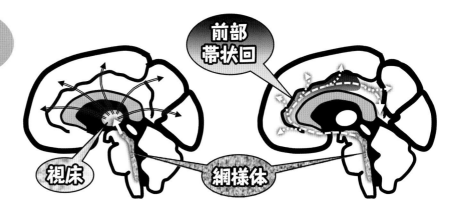

前部帯状回

視床　　網様体

これって動物脳の話じゃないですか！

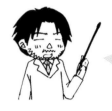

そのとおり！人間の脳でも，辺縁系より内側の領域は，その他の動物（≒哺乳類）と共通の構造をもった領域です（以下，動物脳）．この動物脳が，注意・記憶・感情などの，ベーシックな機能を担っているという話だったね．無論，注意資源に関しても中心になるのは動物脳です．この領域の損傷・異常は多くの脳疾患で共通なので，<u>注意資源の枯渇は多くの脳疾患で共通症状になるのです</u>．

…さらにいうと，注意は全ての認知機能の基盤になるので，
「注意資源枯渇⇒全般的な認知機能低下」は多くの疾患で共通の問題なのです．

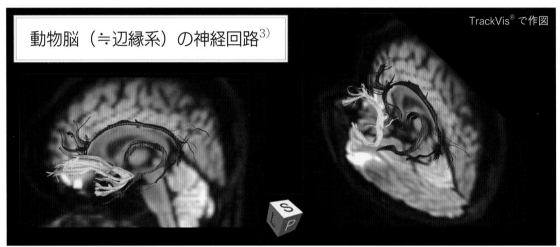

動物脳（≒辺縁系）の神経回路[3]　　　　TrackVis® で作図

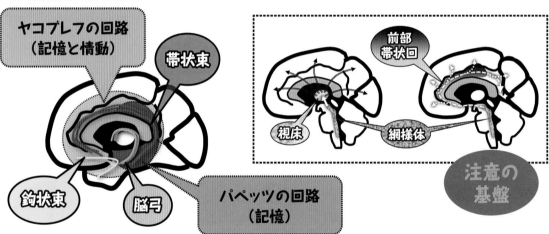

■ **注意の基盤になる領域**
　①上行性賦活系（網様体［脳幹背側領域］→視床→大脳皮質）
　②アドレナリン系（網様体［脳幹背側領域］→前部帯状回→大脳皮質）

■ **記憶と情動の回路**
　①パペッツの回路（側頭葉内側→脳弓→乳頭体→視床→帯状束後半部→側頭葉内側…）
　　主に記憶を担う．
　②ヤコブレフの回路（側頭葉内側→鉤状束→前頭葉と前部帯状回→帯状束→側頭葉内側…＊注）
　　記憶と情動の回路．　＊注：視床を経由する経路もあるが上図には書いていない

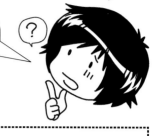

復習？ 動物脳ってこんなキレイなカラーの図でしたっけ？
↓こんなんじゃありませんでした？

人間の脳は，動物脳の上に，
ヒト独自の脳が乗っている[4]

前頭前野
（前頭連合野）

頭頂連合野

ヒト独自の脳
（連合野）

・外側領域

脳全体の
コントロール

Anatomography® で作図

動物（哺乳類）
と共通の脳

・内側領域

注意

記憶

辺縁系
（より内側）

感情

…etc

■ 動物脳（辺縁系と，それより内側の領域：哺乳類と共通）
　　注意・記憶・感情等の基礎的な認知機能を担う．
　　より高度な認知機能を発揮するための基盤になる．

■ ヒト独自の脳（前頭前野（前頭連合野）と頭頂連合野の二つの連合野）
　　脳全体のコントロールが主な仕事．脳全体をコントロールして，複雑な認知機能を担う．
　　例えば，注意のコントロール→ワーキングメモリー（≒内向きの注意）→複雑な思考（≒遂行
　　機能）などの段階的な情報処理には，連合野による脳全体のコントロールが欠かせない[4]．

最近は拙書[3]から本シリーズに来る人もいるから，整合性がわかりやすいようにちょっと新しくしたんだよ

動物脳お任せの"直感モード"と，ヒト独自脳が出てくる"よく考えるモード"の話は，マインドフルネスとどうつながるの？

それいい質問！　前書[4]で動物脳主体の脳活動の時は直感モード（システム1），ヒト独自脳を主体に"全脳が"活動してる時はよく考えるモード（システム2）という説明をしました．このお話とマインドフルネスの話との整合性については，外向きの注意≒直感モードで，内向きの注意≒よく考えるモードだと，そう思ってOKです（右頁図）

結局，直感モードとよく考えるモードの違いは，右頁図で動物脳が出している"注意のライト"が外の世界に向いているか，頭の中に向いているかの違いです[4]．この注意の向きがそれぞれ，外向き注意・内向き注意に対応していると思いたまえ．

右頁図ではカレーの例になっているが，「直感モード／外向き注意」の状態では五感（＋内受容感覚）を使ってカレーをただ感じるような頭の使い方．「よく考えるモード／内向き注意」の状態では，ワーキングメモリーを使って，このカレーに入っているのはジャガイモ…ニンジン…肉…タマネギ…みたいに，よく考えるような頭の使い方をしている．

前書の復習＆
外向き・内向き注意の話との整合性まとめ[4][5]
m9（゜Д゜）ドーン

■ 直感モード（システム1）の特徴	■ よく考えるモード（システム2）の特徴
・動物脳が主体（脳全体は使わない）	・ヒト独自脳が主体となって脳全体を使う
・注意は外向き	・注意は内向き
（＝ワーキングメモリーを使わない）	（＝ワーキングメモリーを使う）
・はやい（fast）	・遅い（slow）
・直感的	・論理的
・感情的	・理性的
・自動的（無意識）	・意図的（意識的）
・疲れない（注意資源をほとんど使わない）	・疲れる（注意資源を大量消費する）
・がまんできない	・がまんができる
・衝動的で結論に飛びつく	・慎重で疑い深い
・Heuristic 思考（認知バイアスがおきやすい）	・Systematic 思考（認知バイアスがおきにくい）

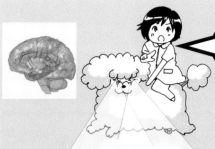

注意は任せた！
直感モード／システム1
heuristic

視覚の例

じーっ

視覚　味覚　触覚
聴覚　　　嗅覚
自律神経感覚
（内受容感覚）

レーズンを
じっと観察する
↓
外向きの注意

■ 外向きの注意（≒一般的な注意）が主体の状態

動物脳お任せの直感モード（システム1）では，辺縁系（より内側）が主体の脳活動．六感（五感＋内受容感覚）を通して外の世界に注意が向いている状態

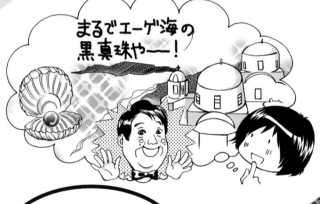

まるでエーゲ海の
黒真珠や――！

レーズンをネタに
上手い事を考える
↑
内向きの注意

では考えます
よく考えるモード／システム2
systematic

ワーキング
メモリー

肉　米
ニンジン　ルー
ジャガイモ
タマネギ

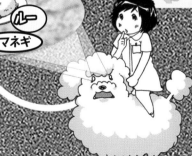

■ 内向きの注意（≒ワーキングメモリー）が主体の状態

ヒト独自脳主体で脳全体を使うよく考えるモード（システム2）．頭の中（の記憶）に注意が向いている状態．考え事をしている，悩んでいる，はこの状態

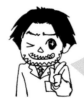

「第1回」冒頭の院長のご飯の食べ方は注意が外向き，直感モード／システム1です．レーズンのエクササイズも基本的に同じ．この状態は注意資源の消費が少なく，あまり疲れないのです．コレに対して，注意が内向きな，よく考えるモード／システム2でのご飯の食べ方の例は下図．うつや慢性疼痛の人はこんなふうに食べてる人が多い[1]．

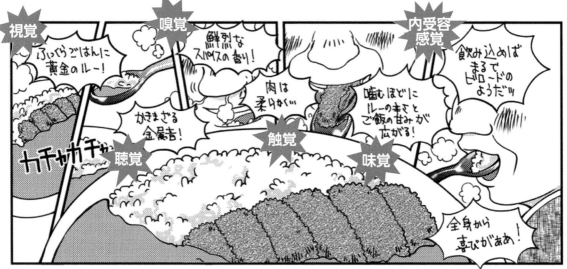

（上図↑）直感モード（システム1）の時の食べ方（「第1回」冒頭参照）
・注意が外向き（五感＋内受容感覚に注意が向いている）
・レーズンのエクササイズも基本的にコレと同じような注意の使い方
・全身で食事を味わっている（don't think, just feel）
・注意資源をあまり使わない

（下図↓）よく考えるモード（システム2）の時の食べ方
・注意が内向き（頭の中に注意が向いている）
・うつや慢性疼痛の人はこんなご飯の食べ方が多い
・考え事をしていて，味わっていない（don't feel, just think）
・注意資源を激しく使う（∵ワーキングメモリーを使っている）

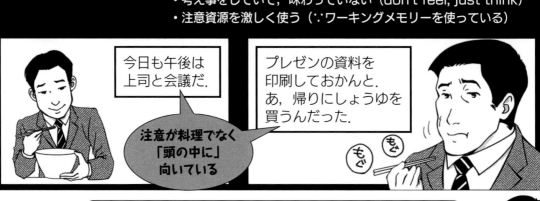

うつの人で，食べたものを覚えてないって話をよく聞きますけど，注意が食事に向いてないからなんですかね？

記憶の問題より，注意の向きの問題のことが多い．

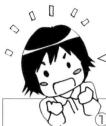

注意のコントロールの練習って，つまり…
「注意資源の無駄使いをやめよう！」ってことなんですね！

まとめ

① 脳の病気やケガで注意資源はすぐ減る
（→注意資源はあらゆる認知機能の汎用エネルギー源
注意資源が減ると，認知機能は全体的に低下する）

② 注意が外向き→直感モード／システム 1
注意が内向き→よく考えるモード／システム 2
（よく考えるためのワーキングメモリーは大容量の注意資源を要する）

③ 普段は注意を外向きに，注意資源を節約しよう
（注意が無駄に内向き（≒いつも何か考えている）だと注意資源を無駄使いします
考える必要がないときは注意を外向きにしよう）

注意資源減少 → ワーキングメモリーの容量低下 → よく考えられない（≒遂行機能障害）[3]

このパターンで認知機能が全体的に低下するのは多くの脳疾患で共通（うつ等も含め）．
考えなくても済むことは考えない．考えてもしょうがない事は考えない．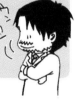
言い換えると，悩んでもしょうがないことは気にしない．そのためには注意を外向きに．
「普段は注意資源を節約して，考えるべき時だけ考えるようにする」のが大事ね．

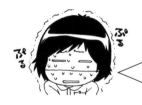

でも考えないようにするって難しいですよねぇ．
映画の始まる前とか，トイレにしばらく行けないって考える
だけでトイレに行きたくなりますけど…考えてしまうぅ．

カリギュラ効果*な！（下参照）．考えないようにしても余計に考えちゃうので，
だから注意を他のモノに向ける（外向きにする）練習が大事！

＊カリギュラ効果（≒気にしないようにすると余計に気になる）[4]

カリギュラ効果は正式な学術用語ではないが，
「人は禁止されると余計にやりたくなる心理をもつ」ことを端的に表している．
映画「カリギュラ」が過激な内容を含むと，ボストンなどで上映禁止になった
せいで余計に話題になって見たがる人が増えたという逸話に由来する．
試しに，今日一日，象のことを考えないようにしてみましょう．
こう言われるまでは象のことなんてそもそも考えなかっただろう人が多いと思いますが…
「考えるな」と言われると，象のことを考えてしまう人が増えます．

指を数えるエクササイズ*はまったく考え事ができなくなりました.
これいいですねー.

*「第1回」参照

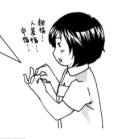

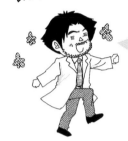

いっち にいー さんッ しッ♪

歩数を数えながら歩くとかもいいよ!
完全じゃないけど,考え事は難しくなる.悩むのも難しくなる.
少なくとも,複雑な考えや深刻な悩みは歩数を数えることで妨
害されちゃいます(self-distractionと言います)[1].

いち にー さん しー

噛む数を数えながら食べるとかは!
同時に考えたり悩んだりするの,
難しいですよ!

もぐ
もぐ…

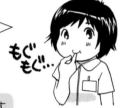

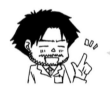

いいと思います!何かしら数えるのは,注意を外向きにす
る最も簡単なやり方だと思う.それで考え事をやりにくく
なる感覚があるのならば,注意資源がワーキングメモリー
に注がれるのを妨害できていると言ってよいでしょう!

参考文献
1) 粳間 剛,仙道ますみ:ココロとカラダの痛みのための邪道な心理支援養
成講座.三輪書店.2018.
2) Kiyonaga A, Egner T:Working memory as internal attention:Toward an
integrative account of internal and external selection processes. Psychon
Bull Rev 20:228-242, 2013.
3) 粳間 剛:国家試験にも臨床にも役立つ!リハビリPT・OT・ST・Dr.のた
めの脳画像の新しい勉強本.三輪書店.2019.
4) 粳間 剛,仙道ますみ:高次脳機能障害・発達障害・認知症のための邪道
な地域支援養成講座.三輪書店.2017.
5) ダニエル・カーネマン(著),村井章子(著,翻訳):ファスト&スロー──あ
なたの意思はどのように決まるか?(上)(下).早川書房.2014.

登場人物
あいかちゃん:脳外科医の父に,前下小脳動脈(Anterior
Inferior Cerebellar Artery)と命名されそうになった
が,略語のAICA(あいか)にしましょうと母に助けら
れた.基本的に注意は外向き.よく考えないモード直感
モードの人.

せんせい:顔面輪郭詐称の大家.あらゆるデメリットに
もかかわらず,髭は絶対に剃らない.脳画像を一日中見
ている医者.莫大な注意資源を内向き注意に注ぎつつ,
朝から晩まで脳について妄想しては考えています.

あいか「結局,何が一番おススメの訓練なんですか?指を数えるエクササイズ?」

せんせい「歩数を数える散歩かな?散歩みたいな有酸素運動は注意資源を増やす効果もあるから
ね!」

あいか「え!注意資源を増やせる訓練あるじゃないですか!!!(○ω○ lll)それが聞き
たかったのに!」

せんせい「歩数を数える散歩はこの本では何度も出てくるからお楽しみにw」

続きはおまけで!

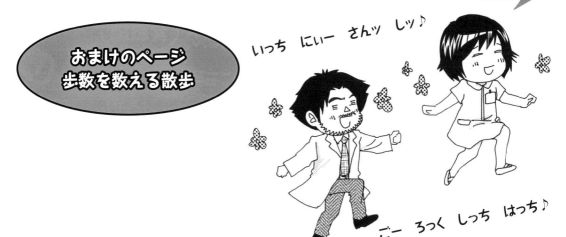

おまけのページ
歩数を数える散歩

いっち にぃー さんッ しッ♪

ごー ろっく しっち はっち♪

注意資源を増やすための有酸素運動の例
（歩数を数える散歩）

　有酸素運動には注意資源を増やす効果があります．散歩が一番やりやすい有酸素運動でしょう．散歩をしているほうがじっとしている時よりも考え事がしやすくなるという感覚がある人も多いでしょう．

　古代ギリシャのアリストテレスを代表とする哲学グループに「逍遥学派」というものがありますが，逍遥とはぶらぶら歩くという意味で要するに散歩のことです．歩くと頭がよく働くようになるからと，彼らは歩きながら講義を行ったから逍遥学派と言うそうな．注意資源を増やしつつ勉強していたのですね．なんて効率的．

　逍遥学派の先生方はともかく…ふつうの散歩は「言葉を使用しない」ので，言語のワーキングメモリーがヒマになります．そうすると…考え事（≒悩み）の温床になってしまう危険が高まります！普段から注意が内向きになりがちな人は特に危険！せっかく注意資源が増えても悩みや余計な考えで無駄使いしてはもったいないです．

　「注意資源を増やすための有酸素運動」も，指を数えるエクササイズ等と同じように「認知的多忙（9頁解説参照）」になるようにデザインするのが望ましいです．つまり，「言葉・視覚・カラダの同時使用」をイメージしてプログラムを作る．散歩は視覚とカラダはもとから使ってますから，散歩中に何かしら言葉を使うようにしましょう．

　つまり…声を出すのがポイント！ m9(ﾟДﾟ)　これで内向きにならない！

　歩数を数えるのがおススメです．ただし本当に声を出して歩数を数えてしまうと，すぐ息切れしてしまいますし，有酸素運動じゃなくなります．頭の中で歩数を数えるといいと思います．それだけでも十分，考え事ができない感覚を実感できるでしょう（その状態が，認知的多忙です）．

　マインドフルネスの指導をなかなか聞きいれてくれない患者さんの場合は，「自宅から駅まで何歩か数えてきてもらっていいですか？」などのようにお願いするといいでしょう．実体験してもらってから，「数えていると悩めなかったでしょう？頭もスッキリしたのでは？」などと言うと，すんなり導入できたりします．

　ちなみに，学校の体育の授業や部活等で，皆で声を出しながらジョギングをしたことがある人が大半だと思いますが，ちゃんと声を出している最中は，「辛い，もうダメだ，なんでこんなことさせられるねん！監督コ〇ス！」などと，余計な事を考えるのが難しくなるのですよね．私は声だしをさぼってたので辛かったですし，いつも先生に対する不満を考えてましたw　少なくとも声だしをしている生徒はその最中は監督に対して強い殺意を燃やしたり，完全殺害計画を考えたりはしにくいわけで．声だしをしているかどうかだけで不穏分子をあぶりだせるんですよね．よくできているw

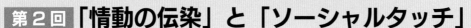
第2回 「情動の伝染」と「ソーシャルタッチ」

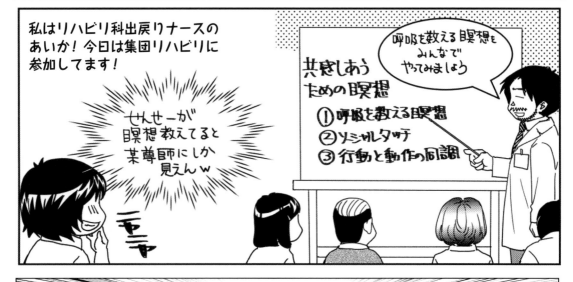

私はリハビリ科出戻りナースのあいか！今日は集団リハビリに参加してます！

せんせーが瞑想教えてると某尊師にしか見えんw

呼吸を数える瞑想をみんなでやってみましょう

共感しあうための瞑想
①呼吸を数える瞑想
②ソーシャルタッチ
③行動と動作の同調

読者の皆さんも一緒にやってみましょう！
Let's マインドフルネス！
m9(ﾟДﾟ)復習どーん

呼吸を数えるエクササイズ①[1)]

いーちにーい

①静かに座ります
　（リラックスできればイスでもソファーでも座禅でも OK！）．
②目を閉じます．
③呼吸に注意を向けるために，まず 1 回大きな深呼吸をしましょう．
④姿勢と気持ちが落ち着いたら，目を閉じたまま 2 分間，自分の呼吸の
　回数を数えることに集中してみましょう（息を吸って吐いてで 1 回です）．

　　　　まずはこれだけ．はじめての方は 2 分間だけやってみてから，
　　　　　　　　　　　　次の，振り返りを読んでみて下さい．

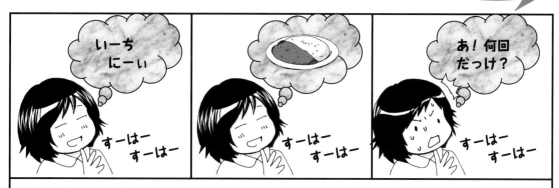

☆マンガのように雑念が入ってきてしまってもOK. 雑念はあって当然. なくならなくても問題ない.

呼吸から注意がそれていること, 特に頭の中で気になってしまう事があることに気付いた時, そんな自分を, 肯定も否定もしないことが大事です. くれぐれも, 「あ! また気が散った! なんて自分はダメなんだ!」とか考えないように. そんなふうに考えると余計に気になります（頭の中に注意が向いてしまう）.
「あ! 呼吸を数える以外の事をやっていたなぁ」と, ただ思うだけにしておくことが重要です.

呼吸数の正常範囲は12〜20回/分とされていますが, 瞑想状態の呼吸はこの正常下限より少なく, 10回/分以下です. 初級者に呼吸のやり方を意識させると, 余計に変な呼吸になったり, 頻呼吸になってしまったりするので, 数を数えるだけにしたほうがよいです. そのほうが, 瞑想状態の呼吸に近づきます. すると, 落ち着きます.

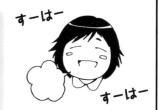

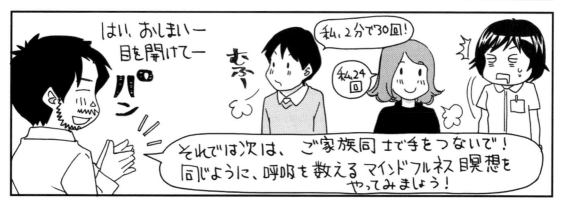

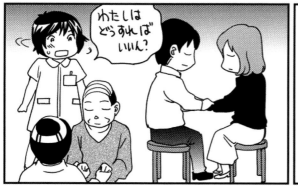

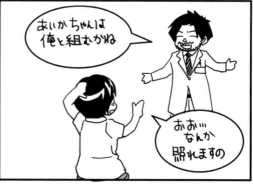

呼吸を数えるエクササイズ②
ソーシャルタッチ
―social touch―

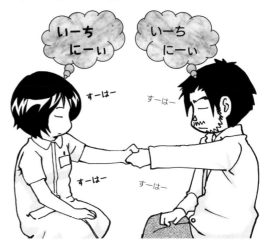

①静かに座ります
　（リラックスできれば何でも可）.
②パートナーと手をつなぎます
　（相手は親しい人にしましょう）.
③目を閉じます.
④呼吸に注意を向けるために,
　まず1回大きな深呼吸をしましょう.
⑤姿勢と気持ちが落ち着いたら, 目を閉
　じたまま2分間, 自分の呼吸の回数を
　数えることに集中してみましょう（息を吸って吐いてで1回です）.

☆エクササイズ①との違いは, パートナーと手をつなぐかどうか, だけです.

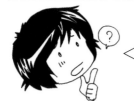

最初の瞑想との違いは, 手をつなぐだけ？
手をつなぐのに何か意味があるんですか？

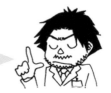

ご指摘のとおり, 最初のエクササイズとの違いは「手をつなぐかどう
か」だけです.「呼吸を数える瞑想」であることに変わりはありません.
でも, その呼吸数, つまり, 呼吸速度をパートナー同士で比べてみると,
変化を実感できます. 具体的には, 呼吸数が近づいていることが多い.

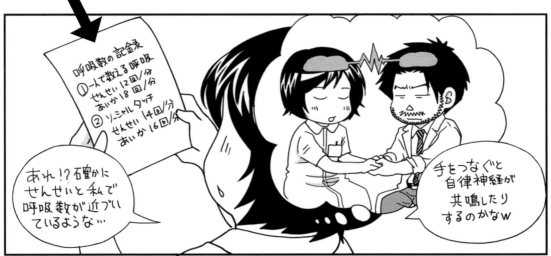

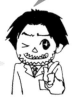

そのとおり！ 親しい者同士で手をつなぐと，自律神経は共鳴します．こういった共鳴現象は，「情動の伝染（emotional contagion）」と言われ，別に手をつながずとも，普段から起きています．「あくびの伝染（contagious yawning）」って聞いたことあるやろ！

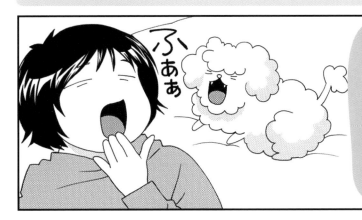

情動の伝染は，親しい同士であれば生物の種を超えて起こる．

最近では，youtube 等で，飼い主のあくびがペットにうつる動画がたくさん見れたりしますw

例：what my cat does when I yawn（youtube.com/watch?v=/YmiKSbscHgU）

たしかに，ゆきしろ＊と私で，あくびがうつりますね！これって，自律神経が共鳴してるってことなの？それが「情動の伝染」？

＊あいかちゃんが飼っている犬

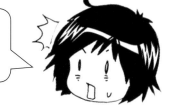

あくびに限らず，いろんな情動が伝染します．例えば，「緊張している人のスピーチを聞いているだけで聴衆も緊張する」という実証実験がある[2]．緊張が伝染した聴衆に採血を行うと，血中ストレスホルモンの増加が確認されたんだ．

他にも，「国内ではクセヤミ等，海外では couvade（擬娩）症候群と呼ばれる，妻の妊娠中に見られる「男のつわり」のような症状の背景にも，夫婦のホルモンの連動（coupling）が見られるという研究報告[3]」もあるんだよ w

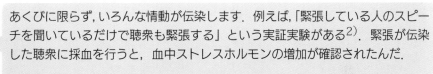

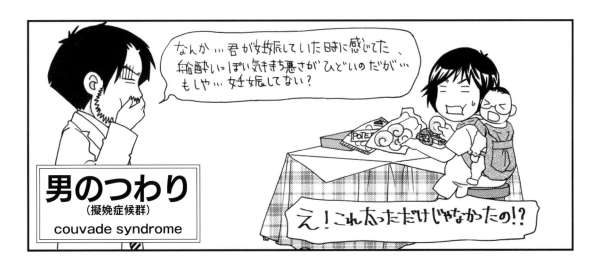

なんか…君が妊娠していた時に感じてた、乗り酔いっぽい気持ち悪さがひどいのだが…もしや…妊娠してない？

え！これ太っただけじゃなかったの！？

男のつわり
（擬娩症候群）
couvade syndrome

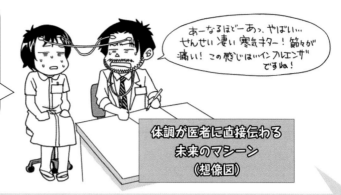

診察の時とか…
お医者さんの身体に
自分の苦しさを直接
伝えられたらいいのに！
…って思ってましたけど…

あーなるほどーあっ、やばい…
せんせい 凄い 寒気キター！筋々が
痛い！ この感じは…インフルエンザ
ですね！

体調が医者に直接伝わる
未来のマシーン
（想像図）

こんなマシーンを使わなくても，程度の差はあれ，自分の体調は自然と相手に伝わるんだよ．脳を介して，自律神経反応が相手の身体にコピーされるからね（自律神経反応の模倣；下図）．育児を要する社会動物にとって，子どもの体調を感じる能力は必須であり，自律神経反応の模倣⇒共鳴は，そのための機能だと考えられている[2]．

情動の伝染に関与する脳領域[4]

Anatomography® で作図

カラー図の
QRコード⇒

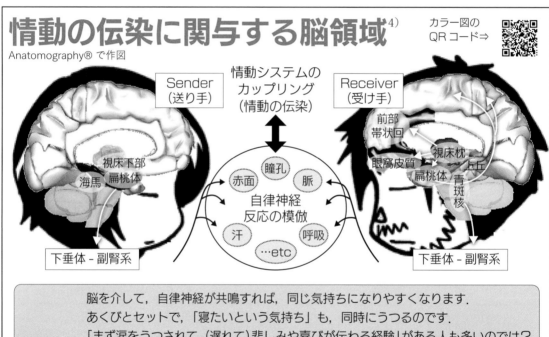

Sender（送り手）

情動システムの
カップリング
（情動の伝染）

Receiver（受け手）

視床下部　扁桃体　海馬

下垂体 – 副腎系

瞳孔　赤面　脈　汗　呼吸　…etc
自律神経
反応の模倣

前部帯状回　眼窩皮質　視床枕　上丘　扁桃体　青斑核

下垂体 – 副腎系

脳を介して，自律神経が共鳴すれば，同じ気持ちになりやすくなります．
あくびとセットで，「寝たいという気持ち」も，同時にうつるのです．
「まず涙をうつされて，（遅れて）悲しみや喜びが伝わる経験」がある人も多いのでは？

このように，自律神経反応と一緒に，感情まで共鳴する一連の現象を，情動の伝染と呼ぶのだと思っておくとよいでしょう．
このカラダとココロの共鳴こそが，「共感性の起源」と考えられています[2]．

※なお，手をつないで呼吸を数える瞑想で，呼吸数がそろってくるという現象も，上図と同様のメカニズムによると考えられます．手をつなぐと自律神経の模倣が促され，呼吸速度が同調してくるのです[5]．ただし，初めてやって，いきなり呼吸が同調するのは「親しい者同士に限る」ので要注意です．筆者が講演会で，呼吸を数える瞑想➡ソーシャルタッチをしながら呼吸を数える瞑想と，順番に指導したところ，手をつなぐことで呼吸速度の同調が見られたのは，家族同士の組で84.6%（13組中11組），家族同士でない組では52.0%（25組中13組）で，統計学的有意差がありました（χ二乗検定で $p < 0.05$）．

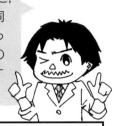

自律神経の模倣（autonomic mimicry）は親しい同士でないと難しいとされるけれど，動きの模倣（motor mimicry）は親しくなくとも簡単にできます．特に，行動の「同調（synchronization）」があると，お互いの共感が高まり，痛みを感じにくくなったりすることがわかっている[6]．だから，ラジオ体操や，幼稚園・保育園のお遊戯のような「動作を同調させる行動」は，共感性の訓練としても有効と考えられるのです（これらが難しければ数を合わせて足踏みする訓練でもいい）．

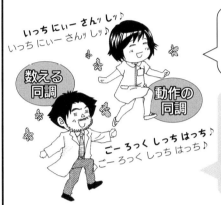

数える
同調

動作の
同調

つまりこういうことですね！ 共感しあうためには，同じ動作をするといい！親しい同士なら，手をつないでも共鳴できる！

親しい同士ならば手をつなぐだけでも「情動の伝染」が高まり，自律神経の同調⇒共感しやすい状態を作れます．訓練として知らない同士が集まって皆でやる場合には，動きを合わせる「動作の同調」のほうが簡単です！ 相手のしぐさや行動を真似るだけでも共感は高められるよ！

ということは，相手の言葉をそのまま返す Looping 訓練も，お互いが共感しあう助けになるってことですか！

相手の言葉をそのまま返す Looping 訓練も，お互いが共感しあう助けになります[1]．Looping してみましたw

たしかに，なんか共感された気がするw

まとめ

①自律神経反応の共鳴と同時に感情までもが共鳴する現象「情動の伝染」は共感性の礎になる．
②親しい者同士で手をつなぐ「ソーシャルタッチ」は「情動の伝染」を助ける．スキンシップ大事！
③動作の模倣（同調）も共感を助ける．お互いの動きを合わせてみよう．Looping も有効．

参考文献
1) 粳間　剛・仙道ますみ：ココロとカラダの痛みのための邪道な心理療法養成講座．三輪書店．2018.
2) フランス ドゥ ヴァール（著），柴田裕之（翻訳）：共感の時代へ．紀伊国屋書店．2014.
3) Storey AE, et al：Hormonal correlates of paternal responsiveness in new and expectant fathers. Evol Hum Behav 21：79-95, 2000.
4) Prochazkova E, et al：Connecting minds and sharing emotions through mimicry：A neurocognitive model of emotional contagion. Neurosci Biobehav Rev 80：99-114, 2017.
5) Goldstein P, et al：Empathy predicts an experimental pain reduction during touch. J Pain 17：1049-1057, 2017.
6) Cohen EE, et al：Rowers' high：Behavioural synchrony is correlated with elevated pain thresholds. Biol Lett 6：106-108, 2010.

登場人物
あいかちゃん：脳外科医の父に，前下小脳動脈（Anterior Inferior Cerebellar Artery）と命名されそうになったが，略語の AICA（あいか）にしましょうと母に助けられた．情動の伝染で他人の考えを判断しているので，話は聞いていない．

せんせい：脳画像を一日中見ている医者．顔面輪郭詐称の大家．あらゆるデメリットにもかかわらず，髭は絶対に剃らない．大好きな脳の話をしている時は，相手のウンザリ顔が情動伝染しにくい人．苦笑いではトークは止められない．

実戦編

邪道な 地域支援養成講座

原作：粳間 剛（医師・医学博士. 一般社団法人 iADL 代表理事），まんが：仙道ますみ

第2.5回 情動の伝染と、慰め（consolation）の話

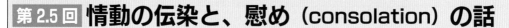

「手当て」の語源

　病気や怪我の処置を意味する「手当て」．この手当ての語源は「患部に手を当てて治療したことから」…といった俗説があります．あくまで俗説らしいのですが．たくさんの人に信じられている納得の俗説なのは確かなよう．そう信じられている背景として，ソーシャルタッチの治療効果を実感している人が多いからなのでは？と私は思っています．人に背中をさすってもらったり，ハグしてもらったり．左様なスキンシップで痛みや苦痛が軽くなる経験が全くない! という人は少ないでしょう．手当ての語源の俗説が広く知られているのは，そういうことかと．その一方で，手を当てることに治療効果があるという話をすると拒絶反応を示す人が多いことも実感しています．ハンドパワーやシャクティパ〇ドのような一部の超人（？）の超能力（？）を想像するみたいですね (-_-;)．ソーシャルタッチの背景にあるメカニズムは超能力ではなく共感です．特に情動の伝染．超人に触れてもらうより，自分と親しい人に触れてもらったほうが効果があります．親しい同士のほうが共感が起こりやすいからです．

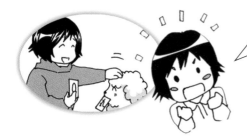

ゆきしろ*を，なでてあげると喜ぶのもソーシャルタッチなんですかね？

*あいかちゃんが飼っている犬

全部が全部ではないだろうけどね．人と犬の間でも情動の伝染があることは報告されています[1]．

長期的なストレスが犬と飼い主の間で情動伝染しているよ! という報告例（Sundman ら）[1]

以前から人と他の種で急性ストレスが情動伝染することは知られていましたが，この報告では長期的なストレスの同調が犬と飼い主の間で起きているか？調べています．犬と飼い主の双方で，ストレスホルモンであるコルチゾールの毛髪中濃度（HCC）を調べてみると，犬と飼い主で毛髪コルチゾール濃度は有意に相関していました（通年）．なお，犬の性格や活動度・トレーニングは，犬の毛髪コルチゾール濃度に影響を与えていなかったそうな（≒犬のストレスは犬由来ではない？）．その一方で，飼い主の性格傾向（神経症傾向，勤勉性，開放性）は犬の毛髪コルチゾール濃度に著明な影響を与えていたという結果に（≒犬のストレスは飼い主由来では？）．なんて忠犬….

落ち込んだ仲間を慰めるために抱きしめたりさすったりする動作は，哺乳類では普通に見られます．特に霊長類の慰めの動作はヒトに非常に似ています．

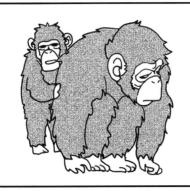

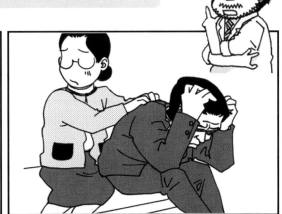

イラストは，文献 2）の TED 動画を参考に作成．
共感性について勉強するうえで，元動画の TED トークは非常に参考になるので必見！

慰め（consolation）

情動の伝染を共感（感情的共感）の感覚的側面とするなら，ソーシャルタッチのような動作・行動は共感の運動的側面です．それぞれ受動的・能動的，という対応でもいいかもしれません．このような運動的・能動的共感の動作は，慰め（consolation）と呼ばれます．

人間そっくりやないですか！

慰めの動作の起源は大変古く，最も原始的な生物では，げっ歯類でも見られることがわかっています[3]．

げっ歯類にも情動伝染と慰めがある！(Burkettら)[3]

一夫一妻をとる珍しいげっ歯類，プレーリーハタネズミは，不安や恐怖を感じている仲間が近くにいる時，その仲間を慰める行動（毛繕い等）が増加します．この研究報告では，「慰める側」にも不安や恐怖を感じている様子が確認されました．この時，慰める側とされるほうの血中ストレスホルモン（コルチゾール）濃度のカップリングが証明されているので，確かに「情動の伝染」ですね．さらにこの報告では，仲間のストレスによって脳活動を増す領域（前部帯状回）にオキシトシン受容体阻害物質を投与すると，仲間への慰め行動が減ってしまうことも確認されています．

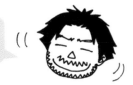

慰め行動には
前部帯状回が
関わっている

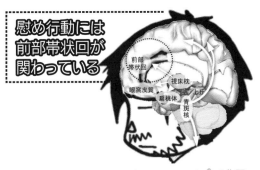

Anatomography® で作図，
「第 2 回」の図（26 頁）も参照！

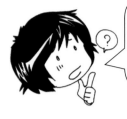

慰めは共感だから，悲しいことはハンブンコ的な感じですよね？
慰められたほうの悲しみがただ楽になるわけじゃなく，
コレって，下手したら慰めようとしたほうが悲しくなるだけで，
慰められたほうは楽にならないみたいな悲劇が起きませんか？

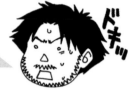

するどいなぁ．そのとおりだよ…．だから，
慰める側は手を当てつつも，目を反らしたり，
知らず知らず，感情をもらいすぎないように
気をつけてるのかもしれんね．

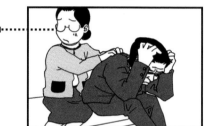

目を合わせないのが慰めのコツ！[4)]

m9 (ﾟДﾟ) ドーン

豆知識：負の情動伝染を防ぐコツ

　情動の伝染により負の感情は互いに悪影響しあいます．

　例えば，当事者が怒り出し（①），その興奮が支援者に伝染して支援者まで興奮してしまうと（②），その支援者の興奮もまた当事者に伝染し当事者の興奮が助長され（③）…これが延々繰り返されるという悪いループ（④）が発生します！

　よって，「感情的な興奮への対応のコツの一つは負の情動伝染を防ぐこと」であると言えるでしょう．

　具体的には，（1）まず支援者が落ち着いていること，（2）目を合わせているかのように，うまく視線をそらすこと．この二点が重要になります（右頁のせんせいのような視線を！）．

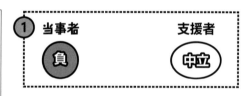

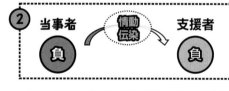

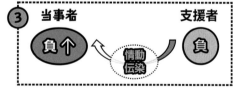

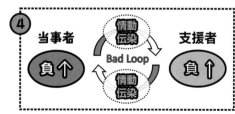

30

情動伝染を有効活用するための，支援者の良い視線の例（下図点線）

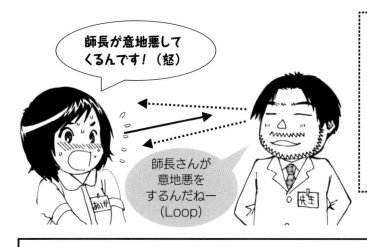

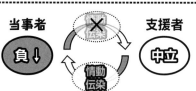

上の円環図のように，負の情動伝染を防ぎ，中立な情動伝染だけが伝わるようにして，当事者を落ち着かせるのが目標

支援者が当事者から負の感情をもらわないようにするコツは「目を合わせない事」．多くの場合，興奮している当事者はまっすぐ見つめてきます（実線が当事者の視線）．この強い視線と目を合わせてしまうと負の情動が当事者から支援者に伝染しやすくなるので，これを避けることが大事です．一方で，目を合わせてはいけないからと言ってあからさまに目をそらすと，話を聞いてないと思われてしまい，余計に当事者を怒らせることも．

支援者の実際の視線は，当事者のおでこや口元に向けるようにするとよいです（点線が支援者の理想的な視線）．こうすれば，支援者から見て，当事者の目はよく見えなくなります．でも…当事者側からしたら，目が合っているように感じるのです！ この視線の運びで，支援者にとっては当事者の負の情動を伝染されてしまうことを防ぐことにつながり，落ち着いて接しやすくなります．同時に，当事者にとっては，支援者のフラットな情動が伝染しやすくなり，落ち着かせやすくなるのです（試してみましょう．目を合わせてないとバレることはまずありませんw）．

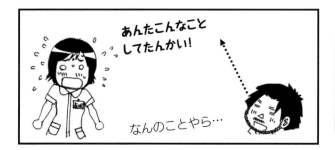

登場人物
あいかちゃん：脳外科医の父に，前下小脳動脈 (Anterior Inferior Cerebellar Artery) と命名されそうになったが，略語の AICA （あいか）にしましょうと母に助けられた．視線がわかりやすい人．

せんせい：顔面輪郭詐称の大家．あらゆるデメリットにもかかわらず，髭は絶対に剃らない．脳画像を一日中見ている医者．糸目は視線を読まれず有利．

参考文献

1) Sundman A, et al：Long-term stress levels are synchronized in dogs and their owners. Sci Rep 9：7391, 2019.
2) フランス・ドゥ・ヴァール：良識ある行動をとる動物たち．Video on TED. com
　（https://www.ted.com/talks/frans_de_waal_do_animals_have_morals?language=ja）
3) Burkett JP, et al：Oxytocin-dependent consolation behavior in rodents. Science 351：375-378, 2016.
4) 粳間　剛, 仙道ますみ：ココロとカラダの痛みのための邪道な心理支援養成講座．三輪書店．2018.

注：参考文献2)の動画は共感性や社会コミュニケーションを勉強するうえで非常に参考になります．
　右端に QR コードもつけておきますのでぜひともご覧下さい！

邪道な 地域支援養成講座

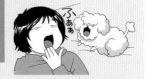

原作：粳間　剛（医師・医学博士．一般社団法人 iADL 代表理事），まんが：仙道ますみ

第2.75回 真の共感と偽の共感？ ―情動の伝染と自己投影の話

疑心暗鬼と自己投影

　疑心暗鬼とは，「疑心暗鬼を生ず」の略で，ざっくり，疑う気持ち（不信感など）があると，何でもない暗がりが鬼に見えたり，柳が幽霊に見えたり的な．似たような言葉で，「草木皆兵」という中国の故事成語もあります．怖がってると，そこらへんの草木も敵兵に見えてくるよと．このような心理を，心理学用語では「投影」と言います．「自己投影」と言えばほとんどの人が知っている概念でしょう．疑心暗鬼も草木皆兵も，自己投影に対する先人の戒めと言えるかもしれません．さて，では自己投影を共感と呼べるでしょうか？「第2回」で，「情動の伝染」では自律神経が共鳴したり脳活動がカップリングしたり，"本当に感情が共有されている＝本当に共感している"という話をしました．一方で，自己投影とは自分の気持ちや考えを相手に当てはめる（投影する）ものです．となると，ホンモノの共感ではないように思えます．だったら感情移入はどうなの？何がホンモノの共感なわけ？実はここらへんの用語の定義やニュアンスは専門家の間でも意見が分かれます．共感のメカニズムの一つとして自己投影が挙げられていることもあったり[1]．本回では情動の伝染のような本当に感情を共有する機能と，紛らわしい，自己投影の話をします！

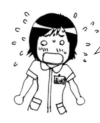

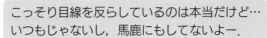

目線を合わすフリをして本当は反らしてたり！
せんせーはそうやって，いつも私をバカにしてる！

こっそり目線を反らしているのは本当だけど…
いつもじゃないし，馬鹿にもしてないよー．

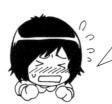

師長も院長も！
みんなが！いつも！
私をバカにしてる！

そうそう．そういうのが疑心暗鬼ね．
自己投影です．

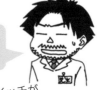

なにかスイッチが
入ったようだな…

ふんッ! どうせまた「あいかがオカシイ」って言うんでしょー!?

いや. 自己投影は人間なら普通にあることなので, せんせいは別にあいかちゃんをオカシイとは思ってないよ.
それなのになんで,「せんせいはあいかちゃんをオカシイと思っている」と, あいかちゃんは感じるわけさ?

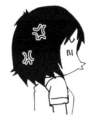

だって, あいかだったら, 真剣に話を聞いてる時はちゃんと相手の目を見るもの! 目を見てるフリして実際は目を反らすなんて真剣に話を聞いていない証拠ですよ!

せんせーの悪意が私に情動伝染しているんです!

まさしく自己投影だね!(対称性バイアスとも言う*)
「〇〇のキモチだったら私なら△△する. だから, △△の行動をとっている人のキモチは〇〇である」と予想するのは, 自己投影以外のなにものでもない.

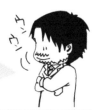

*自己投影と対称性バイアスについては 53 頁も参照

確かに!「私だったらこう思う!」って感じるのは, 情動の伝染とは違いますね!?

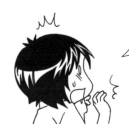

この嫌な気分は, せんせーの悪意が私に情動伝染したからではないってこと?

共感の領域で言うところの自己投影は, ざっくり,「自分が相手と同じ立場だったらどう感じるか? どう思うか?」…のように, 相手の感情や考えを予想するやり方のことを指します. このやり方が有効なのは, 自分によく似た相手だけです.

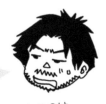

俺が目を合わせない時があるのは
負の情動の bad loop を防ぐためだが
そもそも落ち着いて話を聞くために
目を合わせない人もたくさんいますよ.
皆が皆あいかちゃんと同じように
感じ, 考えるわけではないのです.

んんん! じゃあ自己投影というのは勘違い?? 偽の共感?

33

ここで一旦，情動伝染と自己投影の違いをざっくりまとめておきましょう．

	情動の伝染 emotional contagion	自己投影 self-projection
例	あくびの伝染 恐怖の伝染　緊張の伝染 男性のつわり，など	疑心暗鬼 感情移入 道徳の黄金律，など
メカニズム	「脳活動のカップリング」 ⇒「自律神経反応の共鳴」 ⇒「感情の共有」[第2回参照]	対称性バイアス[2)3)] [第3.5回参照]（自律神経の共鳴も脳活動のカップリングも起きない→感情は共有されない）
神経基盤	内側前頭前野が中心 [第2回参照]	頭頂葉（含む楔前部）⇔ 後部帯状回 ⇔前頭前野（≒デフォルトネットワーク）[1)]
成功条件	親しい相手に限る	自分とよく似た相手に限る
応用技術	慰め（consolation） ソーシャルタッチ [第2回参照] など	looping, rephrasing, 復唱, read back, Eliza [第3.5回参照] など
	指導が難しい	指導が簡単

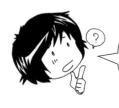

あーそうかぁ．小説に感情移入するとかも情動の伝染じゃないですもんねぇ．自己投影の例にある「道徳の黄金律」って何？

黄金律とは，多くの宗教，道徳や哲学で見出される「他人から自分にしてもらいたい（してほしくない）と思うような行為を人に対してせよ（してはいけない）」という内容の倫理学的言明です．共感性０の人にも実行できる教えであることから，全世界の学校教育でも重宝されています．

これも「自分だったらどう思うか？」の仲間ですね．自己投影なのかぁ．

この内容なら学校で十分
教えられますもんねぇ

でも黄金律を含め，自己投影には明らかに限界がある．右頁の例を見よう．

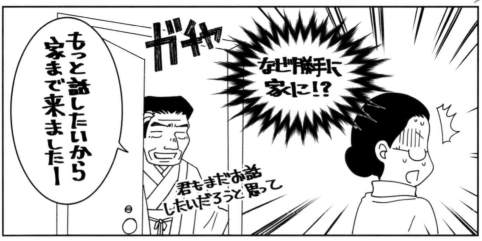

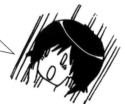

嫌ァァァァァァァァァァァァァァァァァァッッ！
無理無理無理無理ぜったい無理ィイッ！！

自己投影が有効な範囲には明らかに限界があります！
…それはッ！

自己投影は似たモノ同士のみに有効！
m9（ ﾟДﾟ）ドーン

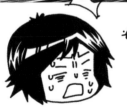

そりゃそーだ！

似た感性同士しかやっちゃ駄目ですねー．確かに！

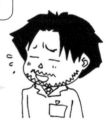

でも，実際は，似てようが似てまいが…多くの人はお互い自己投影しまくりなのです．もちろん親しい同士では情動伝染もおきているのだろうけど，自己投影のほうが多いんじゃないかとされる[4]．

※なお，情動伝染に問題がおきやすい自閉症スペクトラム障害（ASD）においても，他者の感情や考えの予測はもっぱら自己投影が使われていると考えられます．ただし，定型発達者も自己投影メインなのはいっしょ．だから，定型は定型同士で共感できる（した気になれる）けど，定型はASDには共感できない（した気になれない）のです．なぜなら，自己投影の効力は似てる・似てないで決まるから！でもでも！それはASD側から見ても同じ話で，ASDが共感できない（した気になれない）のは定型に対してだけで，ASD同士では共感できる（した気になれる）そうな[4]．

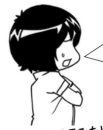

相手のキモチがわかった気がする時にー，
それが情動伝染なのか，自己投影なのかって
自分で区別できるもんなんですか？

もし自分が院長みたいに
なったらと思うと怖いわー

「大変難しいだろう」と答えておきましょう．というのも，
そもそも我々人間には，いま自分が感じている感情の
起源を知る機能がないからね．自分の感情さえ
よく勘違いする（感情の誤帰属）．

前書3)で解説した吊り橋実験の話を思い出したまえ

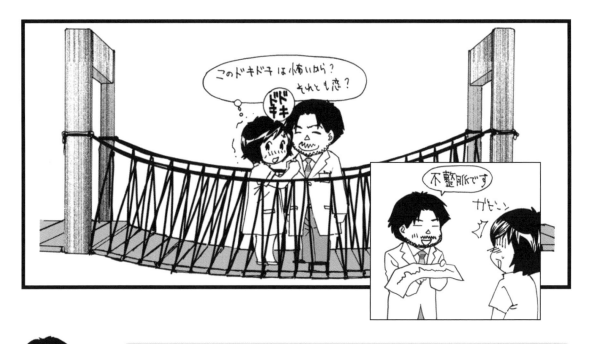

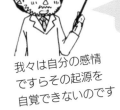

高い吊り橋の上で素敵な異性といてドキドキしているとして…そのドキドキの起
源が吊り橋が怖いからなのか，素敵な異性に対する恋なのか，はたまた不整脈な
のか…自分のことですら区別できないのが普通の人なのです．

我々は自分の感情
ですらその起源を
自覚できないのです

本当に情動が伝染してたとしても，最終的に？
いま感じているものはどんな感情？ってところで
勘違いしたら元も子もないということかぁ．

そもそも人は自分のキモチすらよく勘違いするんだから
相手から本当に伝染したキモチだったとしても勘違いしますよね*．

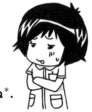

*自分のカラダの自律神経反応⇒感情の自覚（ラベリング）でさえ不確実．だから，相手の自律神経反
応→情動の伝染→自分の自律神経反応（共鳴の結果）⇒感情の自覚という経路の「相手由来の感情」も
最終的な解釈（下線部）は不確実．

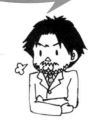

結局, 自分由来の感情 (含む, 自己投影) にせよ, 他者由来の感情 (情動の伝染) にせよ, その起源を我々は "感じることができない (自覚できない)".

自分か相手か区別できないのはしょうがないとしても, 感情の種類くらいは勘違いしないようになりたいな…

例えばマインドフルネスでは body mapping と呼ばれるような「全身に注意を向ける訓練」があって, 感情の区別に役立つとされる[3]. 前頁の例で言えば, 恐怖も愛情もどちらもドキドキするけど, 顔は恐怖で青ざめて, 愛情で赤らむでしょう?

全身にいつも注意を払うってむずかしくないですか?

確かに注意すれば
区別できそうだけど…

そうねー. 注意資源の効率で考えるなら, 全身に注意を払うのはコスパが悪いかな? 少なくとも共感性に関しては情動の伝染以外にも共同注意や視点取得や心の理論など…いろいろな機能が人では進化してる. 他の機能で情動伝染の不確実さを補ったほうが合理的かな!

まとめ

① 情動の伝染 (≒本当に感情を共有する機能) と「紛らわしいモノ」に自己投影がある.
② 自己投影では, 情動の伝染のような自律神経の模倣 (共鳴) や脳活動のカップリングが起きない.
③ 自己投影が有効なのは「似た者同士」だけ (≒似た者同士なら感情も考えも自己投影で読める).
④ このキモチは自己投影? (≒勘違い?) 相手のキモチが伝染した? その違いの自覚は難しい.
⑤ 情動の伝染だけを頼りにせず, 他の共感機能を気にするのも大事! (詳細は次話以降).

参考文献

1) Waytz A, et al：Two mechanisms for simulating other minds：Dissociations between mirroring and self-projection. Current Directions in Psychological Science 20：197-200, 2011.
2) 中野昌宏, 他：対称性バイアスの必然性と可能性—無意識の思考をどうモデル化するか. 認知科学 15：428-441, 2008.
3) 粳間 剛, 仙道ますみ：高次脳機能障害・発達障害・認知症のための邪道な地域支援養成講座. 三輪書店. 2017.
4) Komeda H：Similarity hypothesis：Understanding of others with autism spectrum disorders by individuals with autism spectrum disorders. Front Hum Neurosci 9：124, 2015.

登場人物

あいかちゃん：脳外科医の父に, 前下小脳動脈 (Anterior Inferior Cerebellar Artery) と命名されそうになったが, 略語の AICA (あいか) にしましょうと母に助けられた. 情動の伝染は得意. エスパー並みの勘. でも時々自己投影のスイッチが入る.

せんせい：脳画像を一日中見ている医者. 顔面輪郭対称の大家. あらゆるデメリットにもかかわらず, 髭は絶対に剃らない. エスパーあいかに悪意を見抜かれることが多い.「それは自己投影なんじゃないか? (滝汗)」とよく逃げます.

あいか「情動の伝染を有効活用するためにも, まずは自分の感情の区別を正確に! ですね!」

せんせい「自分の感情を識別するマインドフルネス訓練は前書[3]を読んでね! (宣伝)」

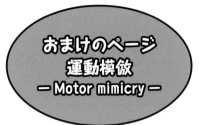

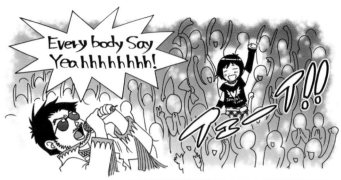

共感のためのいろいろな模倣 —Mimicry

　第2回〜2.75回では情動の伝染を主に扱いました．情動の伝染は他者と同じ自律神経反応（や脳活動）を自身に再現することで，他者と同じ感情を味わうことを可能にします．この反応は反射的に起こるいわば自律神経の模倣（autonomic mimicry）です．同様の模倣は自律神経以外でもおこります．例えば「人の動きにつられる」「相手の癖がうつる」なども情動伝染の一種ですが，自律神経模倣ではなく，運動模倣（motor mimicry）です[1][2]．

　話をしている相手が腕組みをしたら，自分も知らぬまに腕組みをしていた…なんてことが一度はあるはず．表情（顔の運動）が伝染することもあります[1]．目の前の相手と声の大きさや話す速さなども知らず知らず伝染しますが，アレも運動模倣です．このようなその場だけの運動の伝染もあれば，「癖がうつる」「方言がうつる」[3]のように永続する伝染もあります．夫婦の顔は本当に似てくる[4]なんて報告もあります．

　運動模倣も自律神経模倣と同様に，基本的には「無意識の反射」の一種なのですが，自律神経の場合と違って運動模倣は意図的に行うこともできます．また，つられそうになっていても意図的に行わないこともできます（我慢もできます）．例えば，ライブなどでのお約束，「Everybody Say Yeahhhh！（スター）」→「Yeahhhh！（オーディエンス）」とかも運動模倣ですが，真似する人もしない人もいます．実際にイェーイとやるかどうかが情動伝染の目安ではなく，「なんとなく自分もイェーイとやりたくなってくるかどうか（衝動が存在するか）」，それが情動伝染の目安です．自分もやりたい！とウズウズしてもなかなかやれない人もいるでしょう？それが，運動模倣を我慢しているパターンです．ウズウズするのは体が動こうとしている（見えない運動模倣が起きている）からです．その場合は相手と同じ行動が傍目に見えなくても，情動の伝染はおきています．まったくおきていない人はそもそもウズウズしません．

運動模倣を我慢してる人
（無意識にウズウズしている）

ウズウズすら
してない人

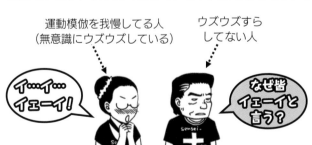

左の師長の例はノリが伝染していなそうだが実は伝染している（恥ずかしがってるだけ）．右の院長の例はそもそも伝染していない．

　さて，運動模倣がおきるのはそもそも自律神経模倣→同じキモチになっているからなのでは？と思う人もいるかもしれません．つまり，運動模倣することで同じキモチになるわけではないのでは？という疑問がある人もいるでしょう．実はコレ，表情の運動模倣で確かめた人がいるのです[2]．でも，同じ表情をしないように我慢するとかでは確かめられません（∵表情の運動模倣も無意識の反射だから）．というわけで，くだんの確認実験ではなんと，表情筋をボトックスで麻痺させて（！）共感性を確認しています[2]．

■ 表情模倣反応（rapid facial mimicry）のイメージ映像（スロー再生）

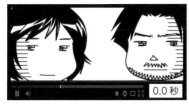 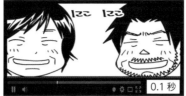 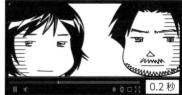

■ ボトックスで表情筋を麻痺させると表情模倣反応はどうなるか？（スロー再生）

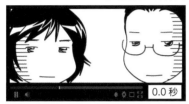 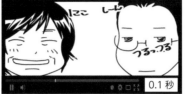 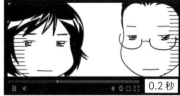

実験の結果は予想どおり，「ボトックスで表情筋を麻痺させると，共感性が落ちた」のです！（他者の表情から感情を読むテストの成績が有意に低下した）[2]．さらにこの実験では，「パリパリクリームで表情筋をつっぱらせると，共感性が高まる」ということも同時に確認しています．つまり，顔のシワをなくそうというなら，ボトックスを打つよりもパリパリクリームでお化粧したほうが共感性の面ではよいのです！（余談ですが）．というわけで，表情の模倣も他者との感情の共有に本当に役立っていますよと．

前書[5]で，「感情が表情を生む」方向だけでなく，「表情が感情を生む」方向の因果関係もあるという話をしましたが，「共感が同じ表情（運動模倣）を生む」方向だけでなく，「同じ表情（運動模倣）が共感を生む」方向の因果関係も存在するのです．ちなみにこの反射（表情模倣反応：rapid facial mimicry などと呼ばれる）は超絶早く，意識では自覚不能な短さ（例えば 0.03 秒とか！[1]）で他人の表情を見せただけでもおきます．

さて，これら運動模倣の問題は，他の共感機能の問題と同様，自閉症スペクトラム障害（ASD）でよく見られます．例えば ASD の成人には表情模倣反応が見られないという報告[6]や，ASD には方言がうつらないという報告（本）[3]なんていうのも！例えば，ASD 当事者以外の家族は全員関西弁を話しているのに，ASD 当事者本人は標準語を話しているパターンとかは，超わかりやすいです（ASD 当事者はどこに住んでいてもほとんど標準語を使います）．他にも，声の大きさがうつらないこともわかりやすいです．周りが内緒話をしようと ASD 当事者にヒソヒソと話しかけても，大きい声で「あの人カツラなんだ！」などと反応したり．

なお運動模倣を促す簡単な方法に，復唱があります（≒相手の言った事を真似する）．この技法は「第 3.5 回」で Looping として紹介していますのでそちらも参照ください！また，相手と歩幅や歩くペースを合わせて歩くみたいな，「行動の同調」もよいです（一緒に歩数を数えるとなおよい）．こちらは「第 2 回」などを参照！

参考文献

1）Dimberg U, et al：Unconscious facial reactions to emotional facial expressions. Psychol Sci 11：86–89, 2000.
2）Neal TD, et al：Embodied emotion perception：Amplifying and dampening facial feedback modulates emotion perception accuracy. Social Psychological and Personality Science 2：673–678, 2011.
3）松本敏治：自閉症は津軽弁を話さない ―自閉スペクトラム症のことばの謎を読み解く．福村出版．2017.
4）Wong YK, et al：Revisiting facial resemblance in couples. PLOS ONE 13：e0191456, 2018.
5）粳間 剛, 仙道ますみ：高次脳機能障害・発達障害・認知症のための邪道な地域支援養成講座．三輪書店．2017.
6）Beall PM, et al：Rapid facial reactions to emotional facial expressions in typically developing children and children with autism spectrum disorder. J Exp Child Psychol 101：206–223, 2008.

原作：粳間　剛（医師・医学博士，一般社団法人 iADL 代表理事），まんが：仙道ますみ

第3回 共同注意の問題とその支援

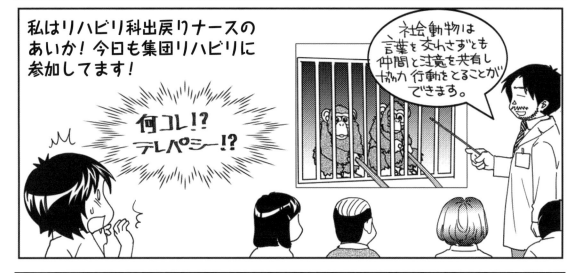

あいかちゃん達が見ているのは，「協同ヒモ引きパラダイム」と呼ばれる実験の動画である[1]〜[3]．この実験では，一般的に，一本のヒモの両端を"同時に引くこと"でエサを引き寄せられるようにする装置を作り，2匹の動物がタイミングを合わせてヒモを引くことができるか調べる．つまり，動物の協力行動を見るための実験である．類人猿（チンパンジー）やサルはもちろん，ゾウ，イヌ，オオカミや，鳥類までもが，この実験をクリアできることがわかっている[3]．
特に，オオカミの動画[2] は必見である！

オオカミの動画[2] の QR コード→

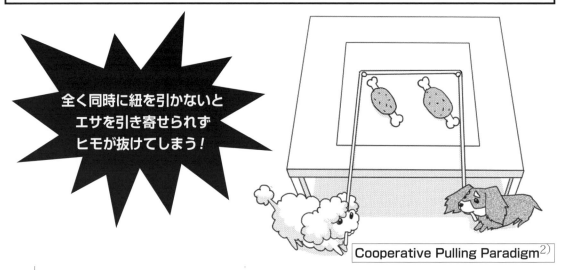

全く同時に紐を引かないと
エサを引き寄せられず
ヒモが抜けてしまう！

Cooperative Pulling Paradigm[2]

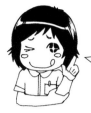

わかった！ 動物が話せなくてもタイミングぱっちりにできるのは，
前回のお話にあった「情動の伝染」のおかげですね！
それで，お互いの意思を統一する？？ … みたいな！

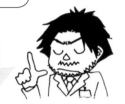

それもある！ ただ，「情動の伝染」が確立するのは5歳頃からなのです[4]．
そして実は，それより前の年齢の子どもでも，この協同ヒモ引きはできる
のです．もちろん，話せるようになる前に！

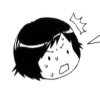

なんだってー！？
じゃあ，やっぱりテレパシー的なものがあるのですか？

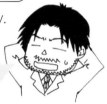

テレパシーでなくエンパシーですな．Empathy.
エンパシーとは共感性のことです．

確かに，共感性の基礎的な構成要素の一つに，前回解説した「感情を共有する能力」
である「情動の伝染」があります．しかし，お互い協力して行動するためには「感
情の共有」だけでは不十分で，「注意の共有」も必要です[4][5]．

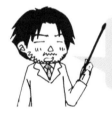

注意を他者と共有する行動である「共同注意」は，情動の伝染よりもずっと早く，
10か月頃からできはじめます．この頃から，お母さんが何に注意を向けている
のか，つまり，何を気にしているのかわかるようになるんだよね[4][5]．

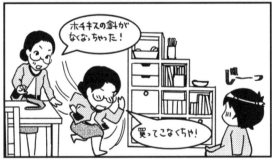

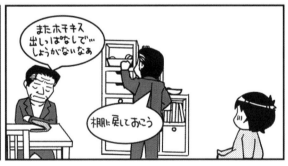

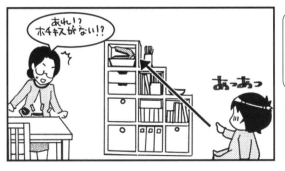

こんな小さな時から！？
お母さんが何を気にしてるのか
わかっているの！？

これぞ「注意の共有」です！！ ((
この年頃の指差しは意義深いのよ．))

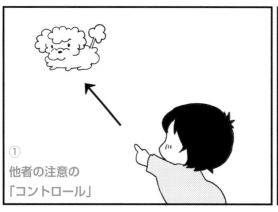

定型発達児では，「相手の注意を求める指差し（叙述的共同注意の指差し）」が12か月頃から見られるようになります[4)5)]．この指差しは，物を求める指差しではなく，相手の注意を求める指差しです．つまり，「アテンションプリーズ」だな．

典型的なのは下図のような指差しで，①相手に注意してほしい対象の方向（実線矢印）を指差しながら，②注意を求める相手の様子を伺ってきます（点線矢印が視線）．アテンションプリーズなのだから，相手の注意をコントロールするための指差しとともに，相手の注意をモニタリングする動作も伴うんだよね．

①
他者の注意の
「コントロール」

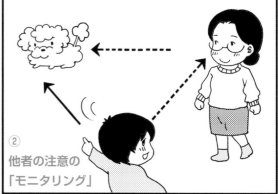

②
他者の注意の
「モニタリング」

あー，確かに小さい子ってこれやりますね！「見て！ 見て！ 見て！」みたいな．指差したものを見てあげるとめっちゃ喜びますよね！

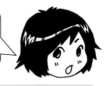

そのとおり！ 求めているのは注意なのだから，「指差したものに大人が注意を向ける」＝「指差したものを大人がちゃんと見る」ことで子どもは満足します．指差したものを渡すだけでは満足しません．だからこそ，大人の注意の方向性をものすごく確認してくるのです．下の例のような物を要求する指差しとは違う．

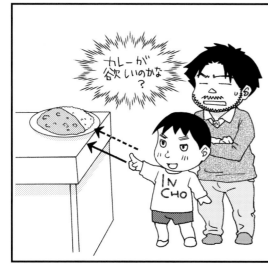

カレーが
欲しいのかな？

物を要求する指差し（命令的共同注意の指差し）は，相手の注意を求める指差し（叙述的共同注意の指差し）と異なり，注意を向けるだけでは満足せず，指差した物を与えなければ満足しない．目的は注意ではなく，物そのものなのだから．

何をもって子どもが満足するかで，その指差しが何を求めているかがわかるが，注意のモニタリングの様子でも見分けられる．命令の指差しでは，相手の注意を確認する必要がないので，必ずしも振り返って相手の目を見ない．子どもの指差しの方向と視線の方向は同じままだったりする．

自閉症スペクトラム障害（ASD）では，物を求める指差しはするが，相手の注意を求める指差しの出現が遅れるか，全く出現しないとされる[4)5)]．

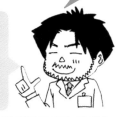

ここで例に挙げた指差しのような，相手の注意を引く（コントロールする）ための働きかけを「共同注意の開始」といいます．そして，その共同注意に「応答」できるようにするために，我々は知らず知らずのうちに他者の注意をモニターしています．そして，いくつかの発達障害では，共同注意に特徴的な問題があるとされる＊．

＊例えば，不注意がある注意欠如多動性障害（ADHD）では共同注意の応答が上手くできない傾向がありますが，共同注意の開始はむしろ多くなることもあります．そして，ASD は不注意がないのにもかかわらず共同注意に応答しにくい傾向があり，共同注意の開始もないとされます（特に共同注意の開始の欠損は ASD に特異的とされます）[4][5]．

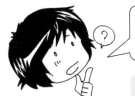

自分と…相手と…注意したい対象の三つを，注意で結んで，三角形を作る…みたいなイメージですかね？ 共同注意って．

そのとおりです！ 大切なのは「注意の三角形」！ その三角形を共同注意フレーム（≒三項関係）と呼びます！[4][5]

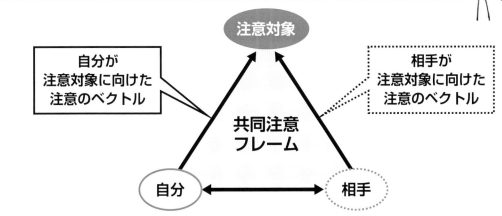

共同注意フレーム（三項関係）は，自分，相手，（共有する）注意対象を頂点に，自分と相手を結ぶベクトル（お互いに向けた注意），自分が注意対象に向けた注意のベクトル，相手が注意対象に向けた注意のベクトルによって形成される三角形である．そして，相手そのものではなく相手の注意のベクトルに向けた自分の注意と，自分そのものではなく自分の注意のベクトルに向けた相手の注意が，共同注意フレーム上に存在すると仮定している．この仮想の三角形の中で，お互いの注意をモニターし，コントロールしようとする行動が共同注意である．お互いの注意のモニターとコントロールができている同士であれば，注意対象が切り替わっても，頂点が移動するだけで，共同注意フレームの三角形は維持される．無論，自分や相手が別の他者に切り替わっても，共同注意ができる同士であれば，同じ注意対象を維持したまま新たな三角形を形成できる．自閉症スペクトラム障害では，これらの機能に問題があり，特に共同注意の開始（他者と注意を共有しようと働きかける行動）が見られないとされる．

他者と注意を共有したい衝動と喜びは大人になっても変わらず，共同注意フレームの三角形を作りたがる．これが，「見て！ 見て！ 見て！」「聞いて！ 聞いて！ 聞いて！」につながる．このような，注意を共有するための行動が，お互いの協力や，共感性の礎になる．つまり，社会的コミュニケーション能力の基礎の一つになるのである．

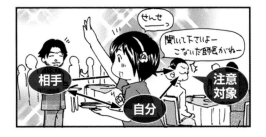

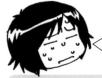

三角関係が大事…って聞くと，ドロドロした昼ドラの恋愛とかを連想してしまいますが…

三人で作る三角形ではなくて，二人で作る三角形だからね．
むしろ，二人で作る三角形は恋愛や夫婦間のような人間関係でも大事なのよ．
『星の王子様』の作者，サン＝テグジュベリの言葉に，「**愛するとは互いに見つめ合うことでなく同じ方向を見つめることだ**」というものがあるが，これも共同注意の三角形の話であるともとれるやろ？

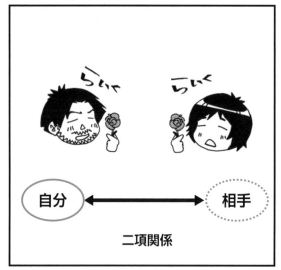

二項関係

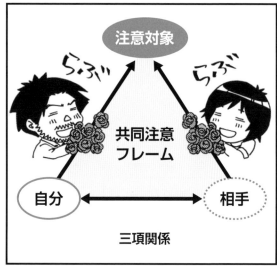

注意対象

共同注意
フレーム

自分 ←→ 相手

三項関係

「子は夫婦のかすがい」とかも同じ話ですかね！？ 夫も妻も，子どもに注意が向いているのであれば，注意の三角形が自然と出来上がりますものね！

まったくもって，そのとおりですねぇ．「同じものを気にする」「同じ目標を持つ」などは，「注意を共有する」という点において通底する．それこそが，お互いの協力や共感性の礎になり，ひいては，社会的コミュニケーション能力の基礎になるのです．

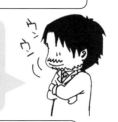

自閉症って，自分が興味あるものにしか注意を向けられないから，他人に興味がないように見えるのかと思っていたのですけど…

社会コミュニケーション障害には，周りの人が気にしているものに注意を向けられない（共同注意に問題がある）からこそ，自分が興味をもつものにばかり注意が向いてしまうって面もあるのだよ．注意に問題があれば，社会的コミュニケーションの問題にもつながりやすいのです．
注意の問題はあらゆる障害でおこるので ASD に限った話ではないよ！

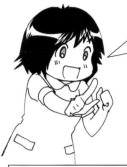

わかった！これって，外向き⇔内向きで，注意が同時に払えないというのと同じ話だ！自分に向けた注意と他人に向けた注意は同時に払えない！

そのとおりです．だから，注意を外に向けるマインドフルネスで社会コミュニケーション能力が改善するのです．自分に向けた注意（self-focused attention）に注がれている注意資源を，他人に向けた注意に，解放するのです．

※注意（特にマインドフルネス）は共感性と並んで，社会コミュニケーション能力を規定する重要な要素であると考えられています[6)7)]．マインドフルな人は仲間はずれをすることが少ないという報告等があります[7)]．

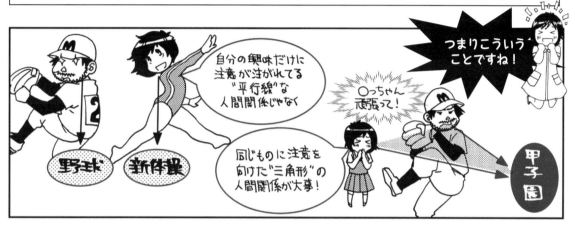

自分の興味だけに注意が注がれてる"平行線"な人間関係じゃなく

同じものに注意を向けた"三角形"の人間関係が大事！

○っちゃん頑張って！

つまりこういうことですね！

野球　新体操　甲子園

そうそう．「タッ○」の解釈に誤解があるようだがw 当事者の興味に支援者が合わせて共同注意を形成することはとても大事．これぞ当事者の視点に合わせた支援や．

本当の「○ッチ」はいわゆる恋の三角関係の前半から，共同注意の三項関係の後半へと移行する名作です．

まとめ

① 共同注意はお互いの協力や共感性の礎になる，社会的コミュニケーション能力の基本．
　（ASDなどで社会的コミュニケーションに障害が起きる根本原因の一つは共同注意の問題）
② マインドフルネス訓練は共同注意を促すための土台になる．まずは注意を外向きにしよう．
③ 共同注意の問題への支援は，まずは支援者側から注意を接続すること．

参考文献
1) フランス・ドゥ・ヴァール：良識ある行動をとる動物たち．Video on TED.com（https://www.ted.com/talks/frans_de_waal_do_animals_have_morals? language＝ja）
2) Marshall-Pescini S, et al：Importance of a species' socioecology：Wolves outperform dogs in a conspecific cooperation task. PNAS 114：11793-11798, 2017.
3) フランス・ドゥ・ヴァール（著），柴田裕之（翻訳）：動物の賢さがわかるほど人類は賢いのか．紀伊國屋書店，2017.
4) 粳間 剛：「共感」と「視点取得」の正常な成長・発達とその障害（発達障害）−注意・感情・記憶の観点から．臨床老年看護 25：106-115，2018.
5) Tomasello M, Carpenter M, Call J, Behne T, Moll H：Understanding and sharing intentions：The origins of cultural cognition. Behav Brain Sci 28：675-691，2005.
6) Tusche A, et al：Decoding the charitable brain：Empathy, perspective taking, and attention shifts differentially predict altruistic giving. J Neurosci 36：4719-4732, 2016.
7) Jones EE, et al：Who is less likely to ostracize? Higher trait Mindfulness predicts more inclusionary behavior. Pers Soc Psychol Bull 45：105-119, 2019.

登場人物
あいかちゃん：脳外科医の父に，前下小脳動脈（Anterior Inferior Cerebellar Artery）と命名されそうになったが，略語のAICA（あいか）にしましょうと母に助けられた．自分の注意にまっしぐら．

せんせい：脳画像を一日中見ている医者．顔面輪郭詐称の大家．あらゆるデメリットにもかかわらず，髭は絶対に割らない．いつもあいかちゃんと注意を接続するのに一苦労．

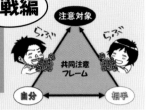

郭道な 地域支援養成講座

原作：糟間　剛（医師・医学博士，一般社団法人 iADL 代表理事），まんが：仙道ますみ

第3.5回 共同注意と言語の話 —Looping と認知バイアス

① 言語の起源の「噂話」仮説と共同注意

　言語は何のために進化したのか？ その起源や究極要因（進化上の目的）として，噂話（をするため）が有力候補にあがっています[1][2]．これは，言語の起源の噂話仮説などと呼ばれます（他の有力な仮説は後述します）．

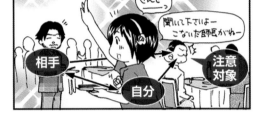

　言語の起源なのかはともかく，我々は噂話が大好きです．そして我々ホモサピエンスに限らず，全ての類人猿は集団内の仲間に関する情報に，強烈な興味を示します[1]．言い換えれば，ものすごく注意を払っている．この噂話と共同注意はものすごく関係が深いのです．集団のみんなの注意をひくような誰かがいれば，自ずから集団の構成員の注意は共有されます．例えば，看護師さんの控室は，良かれ悪しかれ，看護師長さんの話題が多くあがるでしょう（看護師長本人が不在ならば）．看護師長の噂話をすることで，看護師さんたちの共同注意が促されるのです．また逆に，我々は注意を共有したい衝動が強いからこそ，共通の注意対象として集団の目立つ人をだしにして，噂話がはじまる…という方向のダイナミクスもあります．共同注意と噂話の関係は，卵が先か鶏が先かの話のように，どちらが先というわけではなく一緒に進化してきたと考えるのが妥当でしょう．転じて，共同注意と言語も一緒に進化してきたと考えられる．そして，共同注意と言語こそ，ヒト独自の認知能力の基盤であると，多くの学者は考えています[3]．

　でもでも！ 我々の進化上の兄弟であるチンパンジーでも共同注意はできるハズですよね？ 加えて，チンパンジーでも，教われば言語を使えるようになります．発声はできないまでも，パネル操作とかで会話をすることができるようになりますし，我々の言葉を理解できるようになります（最近はyoutube とかでもその様子はたくさん見られる）．うん？ チンパンジーが共同注意も言語も使えるのならば，共同注意と言語がヒト独自の認知能力の基盤とは言えないのでは？ そう気づいた方は鋭いですね．実は，厳密な意味ではヒト以外には共同注意はできないとされています[3]．なぜならば，チンパンジーなどには「注意を共有したい衝動がない（叙述的共同注意の開始が欠如している）」から[3]．

　本編「第3回」の言い方で換言すると，「見て！ 見て！ 見て！」「聞いて！ 聞いて！ 聞いて！」をチンパンジーは全然しないのです．チンパンジーに言語を教えても，その訴えは9割以上がモノの要求です[4][5]．これを共同注意の開始とみなすとしても，"命令的"であって，"叙述的"ではない．「あそこに犬がいるよ」とか，「月が綺麗ですね」とか，世界を叙述する訴えをしようとしないのです．ドライな言い方を引用するなら「彼らは言葉を，世界の描写によるこころの共有に使っているのではなく，自分の要求をかなえるための信号として使っている」[5]．特に，彼らは「（モノを）教えること」をしません[3]．「第3回」の Ted 動画の De Waal 先生の著書に，『サルとすし職人』という本[6] がありますが，チンパンジーはすし職人のように教えることをせず，「先輩の技を盗む」ことで技術を習得するからこのタイトルなのだそう．チンパンジーも簡単な石器を使いますが，野生のチンパンジーがさまざまな木の実を割って食べる技術を身につけるためにはなんと10年もかかるそうです[7]．でも人間の動物トレーナーであれば，その10分の1以下の期間でチンパンジーの子どもにあらゆる種類の木の実を割る方法を教え込むことができるとのこと[7]．教わればもっと早くできるようになるのにも

かかわらず…，それでもチンパンジーは子どもに石器の使い方を「教えようとしない」のです．

② 言語の起源の「川の近くにライオンがいる」仮説

　チンパンジーは教えない．その理由は，「注意を共有したい⇒情報を共有したい⇒教えたい」という，衝動がないから（＝共同注意の開始がないから）[3]．特に，自ら教えたがる動物は人だけ[3]．そう考えられています．さて，この話をすると，ヒトは言葉が話せるから情報を共有したり教えたりできるだけでは？と考える人がいます．でも，衝動の観点からは，言葉が話せるから情報を共有したくなった（そう進化した）とは考えられていません．その逆です．情報を共有したいから言葉を話せるようになったと考えられています．実は，他の生物でも「気をつけろ！ライオンだ！」くらいの内容であれば，鳴き声で伝え合えます[1]．でも，「今朝，川の近くでライオンを見た」という情報を伝え合うのは無理．特に，過去と未来の情報を共有するのが無理．これが噂話以外のもう一つの言語の起源の有力仮説，「川の近くにライオンがいる」仮説です[1]．

　さて，噂話仮説にせよ「川の近くにライオンがいる」仮説にせよ，いずれも「なんらかの情報を共有したい衝動」が言語の起源と考えるのは同じ．そう，つまり，共同注意こそが言語の起源と考えるのが今の主流の考え方です．実際に，共同注意は生後 10 カ月頃から見られるので，言語よりも早く発達してくる認知機能です[3]．知らない単語をはじめて聞いたときに，そもそも何について語られているのか？意味がわからない状況だとその単語の意味を覚えられません．つまり，共同注意に問題があると，言語習得が遅れる[3]．例えば，下図のようなシチュエーションを想像してみましょう．

　未開の地で，現地の人が，草むらからウサギが飛び出すのを見て「ガヴァガーイ」と叫んでいたらどういう意味だと思います？「ウサギ」以外にも，「びっくりだぜ！」「捕まえろ！」など，いろいろと意味を解釈できるでしょう？言葉の意味は，言葉以外でも意味がわかる状況で教えないと，覚えられないどころか混乱します．この命題（ガヴァガーイ問題）はそういうことを言っています[8][9]．

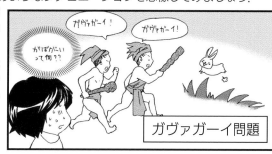

ガヴァガーイ問題

　この話は ST の訓練等でも大事な戒めで，言葉の意味は，言葉以外でも意味がわかる状況で教えるべきだと思います．でも，みなさんは周りからそんな気遣いをされながら言葉を覚えました？違うでしょう？言語習得時期に先行して，共同注意が先に発達していたから，はじめて聞く単語についても，何について話しているのか見当がつけられたのです．一方で，共同注意に問題がある発達障害では言語習得が遅れたり，言語能力が低い大人になったりします[3]．例えば，ASD の場合，目が合わないレベル（共同注意に問題がある事を意味する）ならば，言語にも大きな問題があることが多い．このように，共同注意と言語はともに進化してきた歴史があり，発達上も切り離せない関係がありますが，どちらかというと，共同注意が言語機能習得の礎になる関係だと考えられています．

難しくてなに言ってるかわからん！
共同注意と言葉の関係は深いよ！ってくらいの理解でいいですか？

えーーん

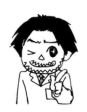

共同注意と言語機能の関係は深いよ！ってことだけわかれば OK！

こちらの仮説は詳しく勉強したい人のためなので読み飛ばしても大丈夫です！

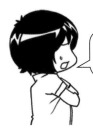
難しい理屈はわかりませんでしたけど，共同注意と言葉が一緒に発達するなら，共同注意を会話で訓練したりもできるのですか？ Looping[9][10] とか？

そのとおりー．Looping は共同注意の訓練になります！
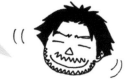

Looping なしの会話と Looping ありの会話を 比べて復習しよう！ m9（ ﾟДﾟ）ドーン

Looping なしの会話（ただ自分が思った事を返す）

話し手

通勤途中で転んじゃって！
腰が超痛いんです！
私，腰を痛めたの初めてで！
腰痛って辛いですね！

（ココロの声）
俺も腰痛！
5 年前から！

俺も腰痛持ちだよー．5 年前から痛いんだよー．大変なんだよ腰痛はー．

聞き手

Looping ありの会話（相手の言葉を返す）

話し手

通勤途中で転んじゃって！
腰が超痛いんです！
私，腰を痛めたの初めてで！
腰痛って辛いですね！

（ココロの声）
俺も腰痛！
5 年前から！
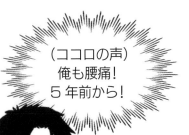

通勤途中で転んじゃったんだね．
それで腰が痛いと．
初めて腰を痛めて，腰痛の辛さがわかったんだねー．

聞き手
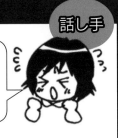

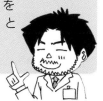

Looping（ルーピング）はマインドフルネス瞑想訓練で行われる会話技術[9]〜[11]を
応用したものです．Looping は，認知症支援等で rephrasing（リフレージング）と
呼ばれるものとほとんど同じで，いずれも日本語で言うと，「復唱」，
オウム返しをすることです．とっても簡単です．

Looping するには相手の言った事を覚えてないといけないから…
余計な邪念が入り込みにくいんですよね！ 内向き注意ができないってことか！

Looping を実際にやろうとすると頭の中はこうなる

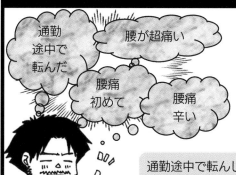

通勤
途中で
転んだ

腰が超痛い

腰痛
初めて

腰痛
辛い

通勤途中で転んじゃって！
腰が超痛いんです！
私，腰を痛めたの初めてで！
腰痛って辛いですね！

通勤途中で転んじゃったんだね．
それで腰が痛いと．
初めて腰を痛めて，腰痛の辛さがわかったんだねー．

☆自分の考えへの注意は，相手の言葉への注意に妨害される

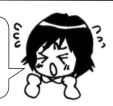

ただ単に相手の会話に注意を向けようとしてもダメです！ できない！
注意障害（共同注意の問題を含め）がある人は，会話中も余計な事を考えて
しまっていることが多い．つまり，自分の頭の中の考え（≒ワーキングメモ
リー）に注意が向いていて（注意が内向きになっていて），相手の話を聞いて
ないことが多いのです．この内向き注意を妨害（distraction）する策を講
じないと，話をちゃんと聞けない．つまり，注意を共有できないのです！

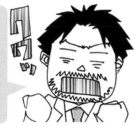

これぞ余計な注意の妨害，Distraction です．Distraction 効果を期待するには，言葉・視覚・
カラダを同時に用いて認知的多忙を作ることが重要と前述しました（9 頁，21 頁など）．しかし，
会話のほとんどは，言葉（のワーキングメモリー）しか使わないので，本来認知的多忙になりに
くいはずです．それでも，Looping できるくらいの注意を相手の会話に払うと（内容を覚えて
おこうとすると），莫大な容量のワーキングメモリーを使うので，十分に認知的多忙になります．
結果として，Looping する内容以外の，ほかの内容の思考をすることは非常に難しくなります．
これぞ Distraction．ちなみに，Looping すれば悩むこともできなくなります（悩むヒマがな
くなる）．自分が話すよりも人の話を聞いたほうが悩み事はしにくくなるんですよ．

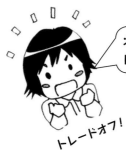

わかりましたよ！ つまり！ 内向きと外向きの注意の関係と同じだ！
自分だけの注意を払うことと，共同注意は同時にできない！

トレードオフ！

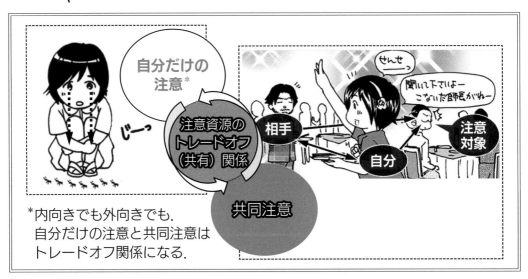

*内向きでも外向きでも，
自分だけの注意と共同注意は
トレードオフ関係になる．

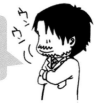

そのとおり．単に注意を外向きにしようとしてもできないから，何かしら
内向き注意を妨害する対策を講じるのと一緒です，Looping の意義は．
人の話に注意を向けるのはそんなに簡単じゃないからね w

自分の言った事を復唱されると，ちゃんと話を聴いてもらった感じ
がして満足感が高いですもんね！ それって，注意が共有できてる
ことを実感できるからだったのか！

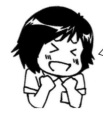

イライザ効果[9] 的な，自己投影の影響も
大きいだろうけどね（後述）

自分が言った言葉と同じ言葉を相手も言っている．
注意が共有できている根拠としてこれ以上のものはなかなかないだろう
からねぇ．右頁の訓練実例を見るといい．Looping なしとありでずい
ぶん印象が違うのがわかると思うよ．

■ Looping 訓練の実例（診察を再現しています）文献 12）より改変

「不眠・うつ・発達障害の疑いで発達障害専門外来に紹介されてきた例（20 代女性，社会人 3 年目）」

A）Looping なし条件（前医の再現）

> 最近眠れないんです

> なかなか寝付けないんですか？
> それとも途中で目が覚めたり
> 朝早く目が覚めるんですか？

> 仕事の締切りがあるのに…

> だから，寝付けないんです？
> 目が覚めるんです？

> 寝付くって…
> とにかく寝る時間が遅くなってて…

> 床に入ってもなかなか寝付けませんか？

> いや，締切り前なのに
> 仕事に集中できなくて…

> 落ち込む気持ちもあります？

> え？ わからないです

> 興味があることや好きなことが
> できなくなってます？

> え？ うーん．最近はできていないです

> 食欲は？ 体重は減っていませんか？

> え？ あの，そういうことより発達障害か
> どうか心配で…仕事に集中できなくて

> 小さい時に不注意を指摘されたことは？

> 一度もないです

B）Looping あり条件（当院の再現）

> 最近眠れないんです

> 最近眠れないんですね

> 締切り前なのに仕事に集中できなくて…

> 仕事に集中できない…

> 昼間いつも眠くて，それで仕事が遅くなって
> 毎日家に帰る時間が遅くなってて…

> なるほど．昼間眠くて仕事も…
> 帰る時間も遅くなっていると…

> そうなんです．毎日終電で，床に入るのが
> 夜中の 2 時過ぎで，朝 6 時に起きるんで
> すけど寝た気がしなくて

> 毎日終電！ 寝るのが 2 時で
> 起きるのが 6 時！？

> はい．それでも仕事が終わらなくて．私は
> 眠れないせいで集中力が落ちているのかな
> と思っているんですけど，休みの日も資料
> 作りで休めなくて

> あー，集中力が落ちている…
> でも休めない…

> 上司にはそれって発達障害なんじゃないか
> と言われて…

> 上司からそう言われたんですか？

> そんなこと言われたの初めてなんですけど
> 心配で病院に来ました

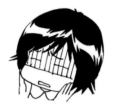

せつない例…診断はブラック企業ってことであってます？
前の先生の話し方めっちゃ冷たく感じる．それに，この面接じゃ
ブラック企業かどうかもわからないじゃないですか…

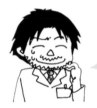

前の先生の対応は決して間違いではない．不眠と集中力低下からうつ状態を
疑って問診してるのだと思うし，実際そのとおりでこのケースはうつ状態だっ
た．でも，冷たく感じるよね？ 話を聞いてない感じもするし，実際話を聞い
てもらえてない感じがしたからと言って転医してきたケースだしね．

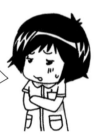

んーでも，冷たく感じるのは本当に注意を共有で
きてないからなんですかね？ 気にしていること？
注意していることのポイントが違うのはわかりま
すけど．発言とキモチが違うこともありますよね？

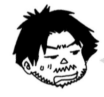

そのとおり．Looping してないだけで，実際はやさしい先生かもしれん
よね．そこは文章だけでは決してわからん．でも，前頁の文章を見ただけ
で「冷たい」という印象をもったでしょう？ そんなことわからないはずな
のに．

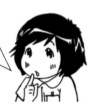

確かに！ 情動の伝染も文字見ただけじゃ，
おきませんよねぇ．相手を直接見ないと．
でも，見てもいない，前の先生のキモチが
わかった気がしました！ これも自己投影？

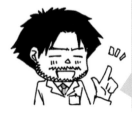

いい事に気付きましたねぇ．文章から相手の感情を読もうとしても，そこ
に情動の伝染はおきていません．でも“本当に”わかった気がする．左様
な不確実な予想（含む自己投影．[第 2.75 回] 参照）は，おそらく人類
が持つバグみたいなもんなのです（≒認知バイアスである）．
極端な話，自分と同じ言葉が返ってくるなら，それがプログラムされた機
械であっても共感された気がする．前書で説明したイライザ効果[9]の話を
思い出そう．

ELIZA 効果（イライザ効果）[9]

イライザは当時流行っていた,「来談者中心療法のパロディ」として作られたコンピュータープログラムでした. 来談者中心療法では, カウンセラー側の知識の量や権威は不必要とされ, それよりも,「無条件の肯定的関心」「共感的理解」などが重視されました. それでカウンセリングが成り立つんだったら,「単なるオウム返しのみで成立するんじゃないか」と, そう思われた時代背景があってイライザが生まれました.

右の図のように, イライザに文章を打つと, Looping されてきます. これで, 多くの人は,「共感された!」と感じました. 無論プログラムである ELIZA は, こう言われたらこう返すというルール（アルゴリズム）に従っているだけなので共感はしていません. そこに共感はなくても, 相手を「共感された気」にさせることはできるのです. あくまで機械と説明されても信じない人もいたそうな.

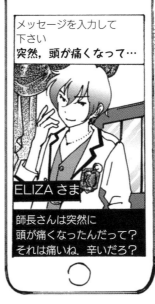

メッセージを入力して下さい
突然, 頭が痛くなって…

ELIZA さま

師長さんは突然に頭が痛くなったんだって? それは痛いね. 辛いだろ?

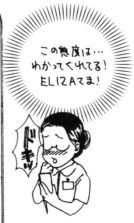

この態度は…
わかってくれてる!
ELIZAさま!

注：ホンモノの ELIZA はイケメンアプリではなくテキスト（文章）をやり取りするだけのプログラムです. それでも発表された当時（1960 年代）は多くの人が ELIZA 効果を実感しました.

出た! Looping ロボット! みんなこれに騙されたんですよね! 共感された気がしちゃうって!

もちろん, イライザは共感するから復唱するわけではない. ただ復唱するだけです. 復唱にはそれ単独で, 人を共感された気にする効果がある…という歴史上の証拠だな!

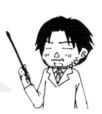

※ (読み飛ばして全然 OK の専門的解説)

■ Looping と ELIZA 効果の背景：「自己投影と対称性バイアス」[9][12]

Looping されると共感されたと"感じてしまう"現象の背景として最も考えられる認知機能は「対称性バイアス」です. 対称性バイアスは, "自己投影（self-projection）による意図の推論（simulation）"の基礎になる機能であると考えられます. 人間は日常的に,「p→q（p ならば q）」から「q→p（q ならば p）」という非論理的な推論を行います. このような傾向は対称性バイアスと呼ばれます. 逆は必ずしも真となりませんが,「p→q」を学習すれば「q→p」が自然と成り立つ認知能力（逆向連合の自然成立）が特にヒトに特徴的で, ほとんどの種では「p→q」を学習しても「q→p」を自然と推論できるようになりません. 一般的に認知バイアスは一様に排除されるべきだと考えられがちですが, 対称性バイアスは言語学習および言語コミュニケーションにおいては必須です. 言語を学習する際に, 例えば, "リンゴについて伝えたい時は「リ・ン・ゴ」と発音すること（A ならば B）"をまず覚えるわけですが, これだけ覚えても会話はできません. 逆向き（B ならば A）である"「リ・ン・ゴ」と発音している人はリンゴのことを伝えようとしている（…のだろう）"ことを推測できるようにならなければ, 会話は成り立ちません. つまり, 意図（A）と言葉（B）は「A ⇔ B」の関係である前提を理解できなければ言語は使えません. この,「逆も真なりと思い込む」形式的誤謬はヒト特有の問題ですが, 同時にコミュニケーションを支える重要な機能でもあります.

ELIZA 効果は,「X によって動機付けされると, それは Y の振る舞いを示す」という思い込みのもと,「このプログラムは Y の振る舞いを示している. したがって, このプログラムは X によって動機付けされている」と思い込む心理効果です. まさしく対称性バイアス（≒自己投影）でしょう? Looping のメカニズムも同様と考えます.

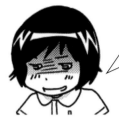

つまり…，Looping されると共感された気がするのは単なる
勘違いだけど，人を騙すにはもってこいってことですね！

愚かなり
ホモサピエンス！

…Looping が本当の共感でないのは確かだね．でも，
当事者に Looping を教えると，周りからは共感性
が改善したって言われるようになったと報告される
こともしばしば．周りからしたら，共感された気が
するだろうからね．でも，共感性が本当に改善した
わけではないのだよね．

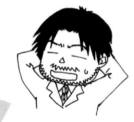

あくまで共同注意の
代償手段，兼，訓練です．

日常のモテテクには Looping はいいと思いますけど…
そんなこと，当事者さんに教えていいですかね？

仕事場面でも，自分が Looping するの，
騙してるみたいで気が引けるんですよね．

キャバ○のテクニックとか
言われたりもするよね…

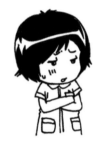

イライザ効果的な部分はあくまで副産物よ．Looping に一番
期待するのは，邪念を防ぎ，注意を共有する効果のほうです．

参考文献

1) ユヴァル・ノア・ハラリ（著），柴田裕之（訳）：サピエンス全史(上下)．河出書房新社．2016.
2) Dunbar R：Grooming, gossip, and the evolution of language. Faber and Fabe. 1996.
3) マイケル・トマセロ（著），橋彌和秀（訳）：ヒトはなぜ協力するのか．勁草書房．2013
4) スティーブン・ピンカー（著），椋田直子（訳），言語を生みだす本能(上下)．NHK出版．1995.
5) 長谷川眞理子．進化心理学から見たヒトの社会性(共感)．認知神経科学 18：108-114, 2016.
6) フランス・ドゥ・ヴァール（著），西田利貞，藤井留美（訳）：サルとすし職人―文化と動物の行動学．原書房．2002.
7) ウィリアム フォン・ヒッペル（著），濱野大道（訳）：われわれはなぜ嘘つきで自信過剰でお人好しなのか．ハーパーコリンズ・ジャパン．2019.
8) Quine W (2013)："Chapter 2：Translation and meaning". Word and Object (New ed.). MIT Press.
9) 粳間 剛，仙道ますみ：高次脳機能障害・発達障害・認知症のための邪道な地域支援養成講座．2017．三輪書店.
10) 粳間 剛，仙道ますみ：ココロとカラダの痛みのための邪道な心理支援養成講座．三輪書店．2018.
11) Tan CM, et al：Search inside yourself：The Unexpected path to achieving success, happiness (and world peace). HarperOne. 2012.
12) 中村 敬，他（編）：日常診療における成人発達障害の支援―10分間で何ができるか．星和書店．2020.

せんせい「脱線したままページが足りなくなりましたw」

あいか「ああそうだ！注意の話をしてたんだった！脱線してた？何の話かよくわからなくなってた！」

せんせい「まぁしかたのない脱線かもね．Looping はいろいろな訓練を兼ねてるから，関係するいろいろなことを説明しないとならないから，質問に答えてるとあっちゃこっちゃ話が飛びますよ．」

あいか「えーっと，共同注意と言語と擬似共感と…それ以外には？」

続きはおまけで！

せんせい「伝達ミスを減らす効果とかについても注目されている．例えば航空業界や外科では文字数

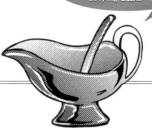

**おまけのページ
Loopingのいろいろ**

① Loopingの効果いろいろ

　Loopingにはいろいろな効果があります．漫画ですべて説明したかったのですが，あいかちゃんの疑問に答える尺でページが足りなくなりました．実はこれもLoopingで解決できた問題です．説明の本筋以外の話にずれたのは，あいかちゃんが共通の話題に対する注意（≒共同注意）よりも，自分だけの注意（あいかちゃんの頭の中に浮かんだ，前の先生は冷たく感じる→文字だけでなぜ感情が読める気がする？）に注意を向けたからです．それに，せんせいの注意もひっぱられて，二人の共同注意のベクトルが共同注意の話題から大きくそれてしまいました（ややこしい）．同じようなこと，日常診療でもありますよね．治療計画を説明したいのに，次々と当事者からわき道にそれる質問が飛んできて話が進まない．そうして，医療者と当事者（や家族）との間に共同注意フレーム形成に失敗するパターンです．共同注意に問題が起こる疾患（ASDとか）ではよくあること．この注意の脱線もLoopingで防げます．実際に当事者にLoopingを説明するときはわき道にそれないように，こちらの説明している最中から，説明内容を復唱させるとよいです．そうすると，話がわき道にそれにくくなる．効果がすぐわかってよいですよ．特に，傍で見ている家族にはわかりやすいみたいです．なお，漫画であえてわき道にそれたのは，共同注意の訓練方法としてLoopingの説明をすると，擬似共感的な効果（自己投影で共感された気がする）の話がみんな気になるからで，そこは言っておかないと．この話は，前書[9]でもメインのお話の一つとして書いたので前書の「第11〜12回のあたりを読んで下さい」で済ませてもよかったのですが，この本しか読んでいない人のために触れました．前書では，Loopingと言語との関係，特に伝達ミスを減らすための効果について詳しく触れています．他にも，医療者としてLoopingをするうえでのコツや，注意資源を回復させる効果にも触れてますので，ぜひご一読を．

② 就労支援としてのLooping

　本書でも伝達ミスを減らす効果について少し触れておきます．例題としてまずは，右上のイラストの物品を電話で注文するロールプレイをやってみましょう．これがなんだかわかっても，名前がわからないと思います．それでも注文するとなると…「カレーの入れ物で，銀色の魔法のランプみたいな！本格カレーの店とかで出てくるやつを20個ください！」とか．そんな頼み方になると思います．そこで，「了解です．12,000円になります」とか店員さんが答えたら，どう感じます？不安になりませんか？「カレーの入れ物で，銀色の魔法のランプのような，本格カレーの店で使われている商品ですとグレービーポットですね．20個ですと，12,000円になります」と答えられたほうがよいでしょう？私は自分がLoopingを指導しているので，お店の店員さんのLoopingの有無に敏感なのですが，ここ3年間，注文商品が間違われた時は全て「ご注文を繰り返します」がありませんでした．実際，医療安全の領域でも復唱（read back／check back）は伝達ミスを減少させるとされ，「WHO患者安全カリキュラムガイドライン多職種版2011」でも基本技法として重要視されています[12]．例えば，「0.1％エピネフリン0.3mLを大至急，入れてください」と指示されたら，「わかりました．患者さんに大至急，0.1％エピネフリン0.3mL投与します」などと返答し，情報を元に戻すこと（close the loop）が推奨されています[12]．就労支援としても，指示受けの際の「了解です」を禁止して，Loopingを徹底させたほうが職場の同僚からよく思われるし，指示受けの確実性も増します．

　外来などの短時間でもLoopingは指導・練習できます．上述したように，指示をLoopingさせるとか．例えば，「眠る前30分はスマホやタブレットを見るのはやめましょう」などの指示に，「わかりました」と答えさせるのではなく，「眠る前30分はスマホやタブレットを見るのはやめます」というふうに答えさせます．もちろん普段は，「眠る前30分はスマホやタブレットを見るのはやめたほうがよいのでは？」のような問いかけで話しかけたほうがよいですし，当事者が選択した行動のほうがスムーズに導入されるものです．でも，外来での話し合いの結果，何をするのかが決まったら，上記のように最後はLoopingさせるとよいです．私の経験上，短い診療時間でもこのやり取りをできる当事者であれば就労もうまくいくことが多いし，できなければ就労は時期尚早だと思います．我々医療者からの指示受けをする態度で職場での指示受け態度はある程度予想できます．復職・就労前の最終checkとして，Loopingができるかどうかみてあげるとよいでしょう．

邪道な 地域支援養成講座

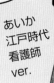
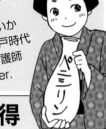

あいか
江戸時代
看護師
ver.

原作：粳間 剛（医師・医学博士，一般社団法人 iADL 代表理事），まんが：仙道ますみ

第4回 社会的コミュニケーションと視点取得

私はリハビリ科出戻りナースの
あいか！今日も集団リハビリに
参加してます！

何この問題w
簡単すぎww
9番でほWWW

師長さんは
何番のブースにいると
思いますか？

9

ぷぷぷ

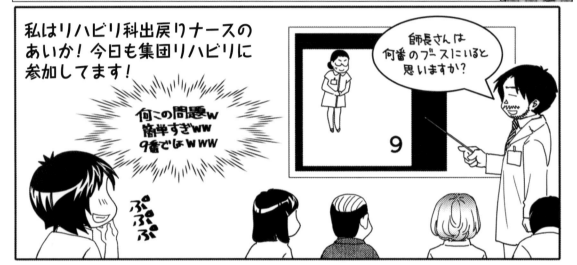

実はこの問題は「空間的視点取得」の課題である！
師長がいるのは本当に 9 番ブースなのか？
よく考えてみよう！
m9(ﾟДﾟ)ドーン

大ヒント

師長の背中側からのビュー
大事なところは
モザイクをかけています

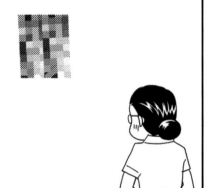

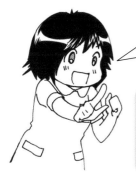

わかった！ これひっかけ問題だ！ 正解は6番ブースだ．師長から見たら，このブースは「6番」に見えてるはず！

最初の画面で見ると「9番」にいるように見えるけど，師長の視点からしたら，「6番」に見えるだろうね．だから，9番でなく，6番にいるのかもしれん．

視点の違いによる見え方の違いの例

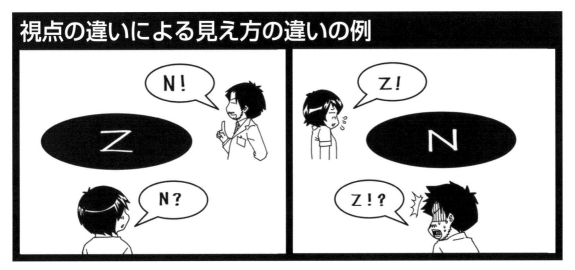

問題の意味がわかれば楽勝です！ わたし，こういうの得意なんですよ！ 頭の中で回転させるみたいなやつ！

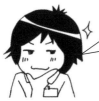

それはいいことだ．相手の視点に立って考えるのはコミュニケーションで大切なことで，このような視点の転換は，頭の中で図形を回転させる能力（心理的回転）とも神経基盤がかぶっています．

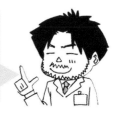

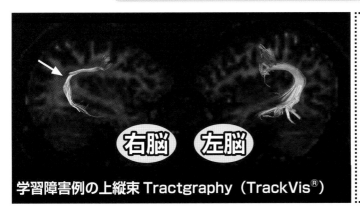

学習障害例の上縦束 Tractgraphy （TrackVis®）

「頭頂葉を中心としたネットワーク」は，心理的回転のみならず空間的・社会的な視点取得（転換），共同注意，心の理論などの，非言語的コミュニケーションを支える認知能力の神経基盤でもある．左の例はこのネットワークの中心となる神経線維（上縦束）の障害が示唆された学習障害の例で，右脳で明らかに細い．心理的回転と同時に，空間的・社会的視点取得に障害があった例．後天性脳損傷の場合も，右半球損傷例で障害されやすい．

なるほどー，こういう視点の転換みたいな能力がコミュ力にもつながるんですな．相手の立場で考えるーみたいな．脳の同じ場所を使っているのかー．

自分から見て9に見えるものが，相手の角度から見れば6に見えるだろうみたいな視点取得は，空間的視点取得とか，物理的視点取得と言われる．それに対して，相手の立場から見るとどんなふうに考えられるのかみたいなものは，社会的視点取得と言われる．どちらも頭頂葉を中心にしたネットワークが神経基盤で，特に右半球側のネットワークが重要とされる．

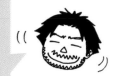

これは，今まで習った情動の伝染や共同注意とはまた別のもの？相手の気持ちと，気にしてることがわかるから，相手の視点や立場で考えられるようになるのではなく？

するどいね！ たしかに視点取得と共同注意は延長線上にあると思う．相手の注意対象を検出するために空間的視点取得が必要と言える面もあり，どっちが先かわからない．社会的視点取得はいろんな認知機能を含んだ複合的な能力で，その土台には共同注意と情動の伝染が含まれてるといえるでしょう．

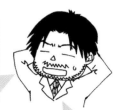

情動の伝染が見られない年頃（〜5歳）は，相手の視点で考えられず，例えば，自分の好きなものを相手にあげたりする．相手が好きかどうかはおかまいなしにね．注意を共有する喜びは1歳頃からあるから，相手が注目していれば，自分と同じように考えてると捉えます．

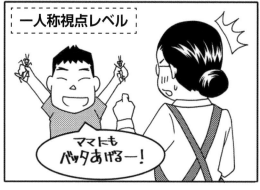

一人称視点レベル

ママにも
バッタあげるー！

最近は若いお母さんも
仮面ラ◯ダーをよく見てませんか？
好きなんじゃないの？
バッタ．

それは俳優がイケメン
揃いだからじゃね？

少なくとも注意対象は
バッタじゃないと思うんだが…

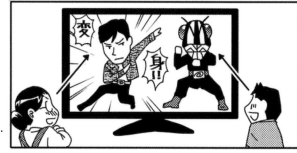

変

身!!

58

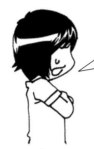

え！○面ライダーじゃなくて俳優の顔に反応してるのを見抜けと？？？？
そんな微妙な視線の差で好みを見抜くとか無理じゃないですか？？
視点取得ってハードルが高すぎじゃない？？？

いやw そういうことじゃなくw 共同注意と情動の
伝染があれば，バッタをあげた時にお母さんが喜ん
でないってわかるでしょ？ バッタに対して．

ああ，確かに．

情動の伝染が確立する5歳頃以降は，自分の視点と相手の視点は違うことに気づく体験ができるよ
うになります．気持ちが伝わるから能力的にそういう体験ができるようになる．

自分は好きだけど相手は好きではないモノをあげた時
に，目の前の相手が自分と同じ気持ちになっていない
ことがわかる．この，目の前の相手の視点がわかるレ
ベルの視点取得を「二人称視点」という．

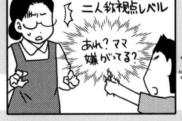

へーすごい．
もう大人ですね．

でも，まだ目の前の相手だけね．目の前にいない人（三人称）の視点はま
だもつことができない．例えば，旅先から相手の喜ぶお土産を買ってきた
りとか，そういうのができない．目の前にいない人の視点（三人称視点）
にも転換することができるようになるのは10～15歳頃以降だね．

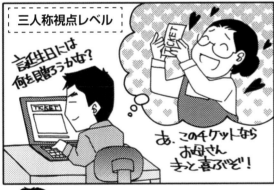

中高生頃ですか？ その頃って，自作
のポエムを自信満々に好きな子に送っ
たりする危険な年頃ではないですか？

相手が喜ぶものを
想像できてなくない？

あるあるw 相手が目の前にいなくても，その
人の考えを想像できるようになるには，注意
や感情を共有した体験（エピソード記憶）が
必要なんです．だから，三人称視点は親しい
相手に対してしかもてないと考えられている．
親しい相手以外の考えは読めないよ．

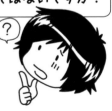

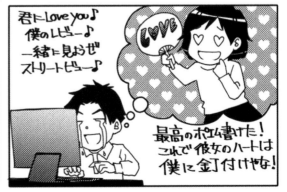

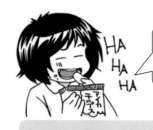 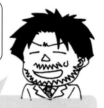

あー，つまり，好きな娘と親しくなれてないからそうなるのか w 経験不足ね w 難しいですね w

だから，三人称視点の有無は，親しくない好きな娘に自作のポエムを送るかどうかよりは，親しい家族の視点に転換できるかどうかとかで判断するのです．お母さんならこういうときこうするだろうみたいなね．注意や感情を共有した体験をして，かつ，その体験を共有している相手，ようするに親しい人の視点を心の中にもつ．だいたいこれができるようになるのが中学生頃だと思っておくといい．

私いつも師長から，看護師の視点が足りないとか，女性の視点が足りないとか言われるのですが，ようするに経験が足りないと言われているの？

そういうニュアンスもあると思うが w 看護師の視点とかは，「一般的他者の視点」と呼ばれる視点取得レベルの話で「役割取得」とも言う．同じ立場や同じ視点をもつ人の共通の特徴を抽出して一般化した視点ね．これが三人称視点の次の段階のレベル．

★自分が知っている看護師の立場にある人の共通の特徴から
「一般的な看護師像（看護師の視点）」を作り上げる例

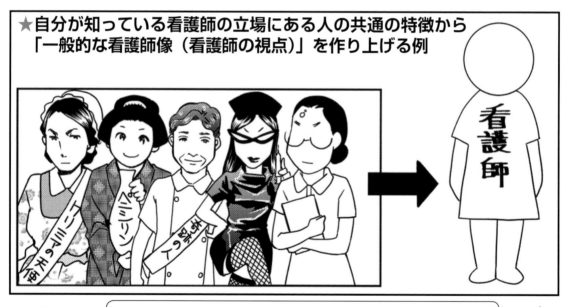

えー！師長の行動パターンのどこまでが個人的な性格で！
どこまでが看護師の役割を演じているかなんて区別できるの!?

師長さん一人だけ見てもそれはわからんから，何人もの看護師を
"平均化"して，「一般的な看護師の視点」を頭の中に作り上げるんです．

看護師の例に限らず，「複数の○○な人たちに関する体験から，○○像を頭の中で作り上げるやり方」は，
自分の体験からイメージを作り上げて，一般的他者の視点を取得するやり方です．
（エピソード記憶から意味記憶を作るルート）

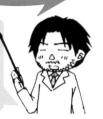

一般的他者の視点を取得するやり方はもう一つあって，その立場の人の視点とはどういうものか，知識として学ぶ方法です（最初から意味記憶として覚える）．
これなら，本を読むだけでも視点を得られるし，例えば，看護師の知り合いが一人もいなくても（平均化する材料がなくても），一般的看護師の視点を得ることができる．

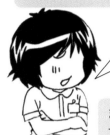

あー，私中高生時代，「イエスならどのように考えると思いますか？」って倫理の時間で何度も何度もやらされたー．会ったことないからわかるはずないって思ってたけど．国語の問題もそうかー．筆者の意図とか知らんがな．

まさしくそれ，知識によって，会ったことのない相手の視点に転換するトレーニングをしていると言える．こういう訓練や教育をしない限り，会ったことのない立場の人の視点を得ることは難しい．この，知識による視点転換ができるのは中高生ぐらいから．

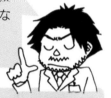

一般的他者の視点は，特によく知らない同士のコミュニケーションで大事です．相手の立場だったら一般的にはこういう範囲で振舞うだろうとお互いに思うから…，知らない同士でも関係性が成り立つのです．例えば，看護師は（一般的な）看護師の視点（役割）で，患者さんは患者さんの視点で振舞うだろうとお互いの行動の範囲を予測しているから，ある程度行動が読めて関係が成り立つ．

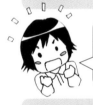

わかった！つまり相手の考えや行動パターンが本当に読めるのは親しい相手だけ！注意や感情や体験を共有した相手の考えだけが，心の中にイメージできる！同じやり方を知らない相手にやっても考えは読めない！

情動伝染や共同注意は視点取得の成長に必要な要素です．注意や感情を共有した体験が親しい第三者の視点をもつことにつながります．そしてその体験から一般的他者の視点をある程度作ることもできる．でも知らない人や，全く知らない立場の人が相手の時は同じやり方は×．その場合は，体験ではなく，知識に基づいた視点転換が大事なんです．ここで共有される知識が俗に，一般常識と呼ばれるモノですな．

まとめ

①相手の視点や立場で考えるための視点取得（視点転換）はコミュニケーションに大事！
②視点取得は複合的な機能．注意や感情や記憶（体験と知識）を共有することが成長に必須．
③注意・感情・体験の共有が親しい第三者の視点を，知識の共有が一般的他者の視点を育てる．

参考文献
1) 粳間　剛：「共感」と「視点取得」の正常な成長・発達とその障害（発達障害）—注意・感情・記憶の観点から．臨床老年看護 25：106-115, 2018.
2) Schurz M, et al：Clarifying the role of theory of mind areas during visual perspective taking：Issues of spontaneity and domain-specificity. Neuroimage 117：386-396, 2015.
3) Redcay E, Saxe R：Do you see what I see? The neural bases of joint attention. In Metcalfe J, Terrace HS(Eds.)：Agency and joint attention. New York, Oxford University Press, 2013.

登場人物
あいかちゃん：脳外科医の父に，前下小脳動脈（Anterior Inferior Cerebellar Artery）と命名されそうになったが，略語のAICA（あいか）にしましょうと母に助けられた．意外にも中高一貫のプロテスタント女子高出身のお嬢様だった．

せんせい：脳画像を一日中見ている医者．顔面輪郭詐称の大家．あらゆるデメリットにもかかわらず，髭は絶対に剃らない．こう見えて中高一貫のカソリック男子高出身．

邪道な 地域支援養成講座

師長さんは筆者が大学勤務時代に培った看護師像（視点）がモデル．思い出から平均化された何か．

原作：粳間　剛（医師・医学博士．一般社団法人 iADL 代表理事），まんが：仙道ますみ

第4.5回 視点取得の成長と発達のプロセス，まとめ

上のイラストの中のせんせいのセリフが視点取得の解説のまとめ．説明は右頁の図を見ましょう．視点取得は，注意・感情・記憶（体験と知識）の共有機能の発達に伴いステージが進んでいきます．

実は，このイラストでせんせいが説明している態度は一人称の視点しかない状態（レベル0）です．全く視点転換ができていない．自分が楽しいと思う事を他者も楽しいと思い，注意・感情・記憶の共有を求めるが，右のあいかちゃんとそれらが共有できていないことに気付いていない．少なくとも今は目の前の相手の視点にさえ転換できていません（レベル2より下である）．

その反面，あいかちゃんは，一般的他者の視点であるレベル4の視点「看護師の視点」の態度で説明を聞いてます．二人が共有しているのは注意と記憶（知識）で，せんせいの感情と一部の記憶（楽しい体験）は，あいかちゃんと共有されてません（要するに共感して聞いているのではなく仕事だから聞いている）．こういう場面はADHD当事者と医療者／支援者（定型発達の人）との間でよく見られます（せんせいは非常にADHDぽい）．なお，ASDではあまりせんせいのような態度をとりません．典型的なASDでは共同注意の開始欲求が少ない（注意を共有したがらず，喜びもしない）からです．ASDでも一方的に話すことは見られますが，上のせんせいとは話す様子が違います．

ちなみに，あいかちゃんの言う，「師長さんなら喜びそう」という視点が三人称視点（レベル3）です．目の前にいない相手（師長）がどんな反応をするか予想できています（ココロの中に師長の視点を持っている）．そして，そう言えばせんせいが師長さんの所までかっとんで行く事を正確に予想できているのもレベル3視点です．

■ 社会的視点取得（Social perspective taking）の成長と発達

※文献 1）〜 3）より改変して解説．なお各レベルへの到達年齢は諸説ある．

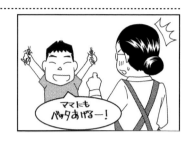

注意の共有
（1 歳〜共同注意）

レベル 0（3〜6 歳頃）： 一人称視点しかないレベル
人の気持ちのわからない自分だけの目．
未分化で自己中心的な視点取得

感情の共有
（5 歳〜情動伝染）　　　**視点の区別**
（5 歳〜心の理論）

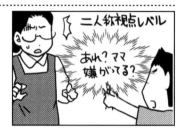

レベル 1（5〜9 歳頃）： まだ一人称視点しかないレベル
人の気持ちのわかる自分だけの目．分化した主観的視点取得

レベル 2（7〜12 歳頃）： 二人称視点に転換できるレベル
目の前にいる「相手の目」がわかる目．自己反省的・二人称的ならびに相補的な視点取得

体験*¹ の共有
（*¹ エピソード記憶）

レベル 3（10〜15 歳頃）：
特定の個人としての三人称視点（He/She/It）に
転換できるレベル
「親しい第三者の目」を心にもつ（目の前にいなくても転換できる）
三人称的ならびに相互的な視点取得

レベル 4（12 歳頃〜成人）：
一般的他者としての三人称視点（They）に転換できるレベル．
「社会の目」を心にもつ．
深層的ならびに社会的・象徴的な視点取得

**体験からの
平均化**

知識*² の共有
（*² 意味記憶）

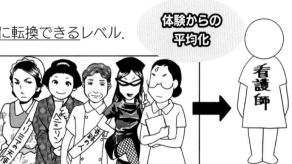

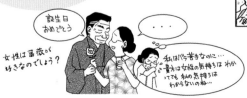

知識ベース（左の例）と体験ベース（右の例）
の 2 パターンがレベル 4 の視点取得にはある．

ややこしい話はしたくないけど…

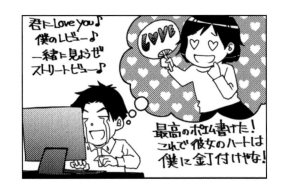

相手の視点で考えるのって
社会で生きてくのに絶対大事ですよね
こういう男の人絶対モテないよ…
視点取得を教えると治るのですか？

…目の前の女性の視点を取得できるようにするのはなかなか難しい.
でも,「一般的な女性の視点」を教えることはそんなに難しいことではない.
下の例のようになったりすることもあるけど,全く対策しないより,はるかによい.

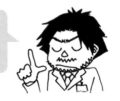

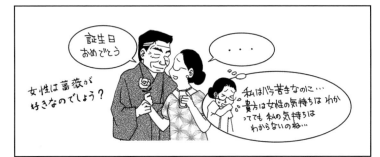

具体的な他者の視点と一般的他者
の視点はちがうため（82 頁参照）,
すれ違うことはある.それでも,一
般的な女性（男性）視点を知識とし
て知っているだけで大分モテるよう
になる例は多いです（健常人でもそ
うでしょう?）.

「一般的な〇〇の視点の知識」を身につけることは,視点取得能力に問題がある
当事者にとって大変有効な代償手段になります.前頁の図のレベルで言うと,
レベル 4 の視点取得能力を身につけるだけなら,それより下のレベルは必要な
いのです.

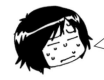

えー.あいかはこういうモテテクみたいなの嫌だなぁ.
なんていうか,「ありのままの自分を愛してほしい」み
たいなの,あるじゃないですか？

それだと,「相手に視点取得を求めるパターン」だな.

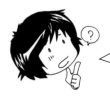

「ありのままの自分を愛してほしい」と思うのは
相手に視点取得を求めること？ どういうこと？

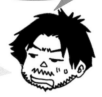

知識による視点取得でモテるのを嫌がる人の一部に，「相手に自分の視点を取得して欲しいから」って人がいるのよ．ポエムを送った自分の気持ちも含めて，ありのままの自分を理解してほしい人に，「ポエムをやめるとモテるよ」って言ったって無駄やん？ 求めているのは下の例みたいなことなんだから．

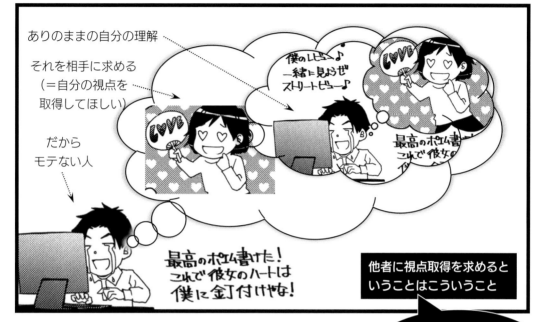

ありのままの自分の理解

それを相手に求める
（＝自分の視点を
取得してほしい）

だから
モテない人

僕のLOVE♪
一緒に見ようぜ
ストリートビュー♪

最高のポエム書けた！
これで彼女の

最高のポエム書けた！
これで彼女のハートは
僕に釘付けやな！

他者に視点取得を求めるということはこういうこと

なんじゃこりゃ！ マトリョーシカみたいにワーキングメモリーが重なっている！

だから，そういう人に「あなたが視点取得しなさい」と言っても無駄

「他人に視点取得を求める」ってこういうことだろう？ この相互認知の入れ子構造（≒マトリョーシカ構造，再帰構造ともいう）の解説は，第5回以降の「心の理論の話」の中で出てくるからお楽しみに！

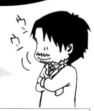

参考文献
1）粳間 剛：「共感」と「視点取得」の正常な成長・発達とその障害（発達障害）―注意・感情・記憶の観点から．臨床老年看護 25：106-115，2018．
2）谷村 覚：社会的視点取得の構造的発達．人間関係論集 22：121-130，2005．
3）Selman RL：The growth of interpersonal understanding：Developmental and clinical analyses. Academic Press. 1980.

登場人物
あいかちゃん：脳外科医の父に，前下小脳動脈（Anterior Inferior Cerebellar Artery）と命名されそうになったが，略語の AICA（あいか）にしましょうと母に助けられた．他人には自分の視点の理解を求めるが，他人の視点は気にしない．
せんせい：脳画像を一日中見ている医者．顔面輪郭詐称の大家．あらゆるデメリットにもかかわらず，髭は絶対に剃らない．ポエムの例はあくまで例ですよ！ 実話じゃない！（滝汗）

あいか「人に自分の視点を理解してほしいって思う時点で，ホントは視点取得できる人ってこと？」

せんせい「かもしれない．もしそうならモテない原因は別だから，視点取得を教えるのとは別の対策が（文字数が既定の上限に達しました）

第5回　心の理論 theory of mind と，視点取得

リハビリ科で「盗難事件」発生！？
目撃証言によると，以下の出来事があったらしい！（再現 VTR）

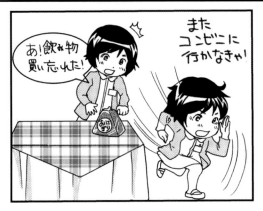

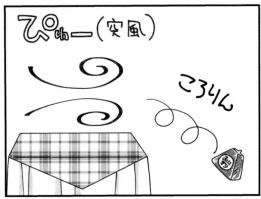

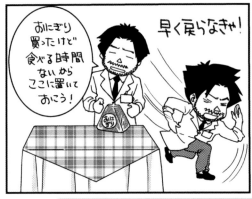

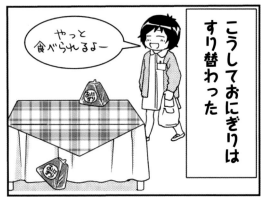

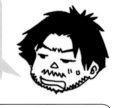

戻ってきたら俺のおにぎりがなくなってたのはこういうわけか…
つまり「あいかちゃんが自分のだと勘違いして食べた」わけね．
さっき，師長さんにおにぎりがなくなってたって話をしたら，泥棒
かもしれないって，院長のところへ飛んでったけど大丈夫かな…

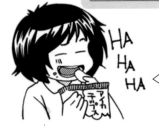

実は机の下のおにぎりが私のおにぎりだったなんて，わかるわ
けないじゃないですかー．びっくりしましたよー，私ツナマヨ
買ったつもりなのに，ねぎ味噌味になってるんですもの www

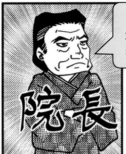

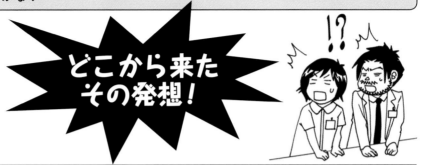

ちょっと待て．あいか看護師は，自分のおにぎりが落ちて汚れて嫌だったから，机の上のせんせいのおにぎりを食べたという可能性は考えられないかな？

院長

！？

どこから来たその発想！

実は冒頭の4コマ漫画[1]こそが「心の理論」の課題である！
m9(ﾟДﾟ)ドーン

m9(ﾟДﾟ)解説しよう！！！ たしかにあいかちゃんのおにぎりは冒頭の再現VTR的な漫画の4コマ目では床に落ちているものだ．しかし，この漫画の状況では，あいかちゃんが4コマ目で机の上のおにぎりを自分のものだと思ってしまっても「しかたがない」のはわかるだろう．実際にあいかちゃんは机の上のせんせいのおにぎりを食べてしまった．このあいかちゃんの考えは間違っている（誤信念である）わけだが，自分のおにぎりが床に落ちたことも，せんせいが同じ場所におにぎりを置く様も見ていないのだから，しかたがない．

しかし，前回解説した「視点取得」の成長が不十分（一人称視点しかない状態）な子どもに，「看護師さんはどちらのおにぎりを選ぶと思う？」と尋ねると，「看護師さんは床のおにぎりを選ぶ」と答えてしまうのだ！ そうなるのは，自分が知っていること（≒自分の視点）と他者が知っていること（≒他者の視点）が異なっていることを理解していないからである．この，他者には他者の視点があることの理解は，「心の理論 theory of mind」と呼ばれる．読者視点の自分が知っていること（あいかちゃんのおにぎりは床に落ちた）とあいかちゃんが知っていることの区別ができていないと，つまり，心の理論がないと，あいかちゃんの勘違いが起きる理由を正しく理解できないのである．このような，回答に心の理論を要する課題は，そのまま，「心の理論課題」と呼ばれる（誤信念課題とも呼ばれる）．

定型発達児であれば5歳にもなれば心の理論課題を正解できるようになってくるが，自閉症スペクトラム障害（ASD）では遅れるとされる．だからこそASD児の検査・評価には心の理論課題が用いられるわけである．

3歳児の判断…

自分のおにぎりは汚れちゃったから机の上のきれいなおにぎりを選んだんだよ

この看護師さんは悪いことをしてるよ！

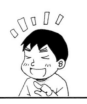

7歳児の判断…

看護師さんは自分のおにぎりが落ちたことを知らないんだからしようがないよ

風が悪いんだから叱ったらかわいそうだよ．

他者の誤信念の倫理的判断となると，成人同様の判断ができるようになるのは5歳よりもさらに先で7歳頃である．あいかちゃんが誤ってせんせいのおにぎりを選んでしまう様を小児に見せると，そもそもなぜ勘違いするのかわかっていない3歳児では左のイラストのような判断をする．7歳頃には右のイラストのような成人同様の判断ができるようになる．こちらの課題の原典の動画[2]はとてもわかりやすいのでぜひ一度見てほしい．「TED, レベッカ・サクス」でも検索できる．

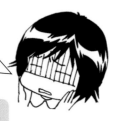

えーっと…つまり？？ 3歳児と同じレベルの判断をしている院長
は心の理論に問題があるような発達障害ってことですかね？

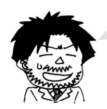

心の理論課題（誤信念課題）の成績は加齢によっても低下する
から[1][3]，あの発言だけで発達障害とは言えないですけどね．
記憶や遂行機能の老化でもあの課題はできなくなるから…

まぁ確かに．重い高次脳機能障害や
認知症の人には無理そう．

人が言ったことやったことに対して，しっかり注意を向けて，内容まで覚えてなきゃ，
他人の考えを読めるようにはならないってわかるやろ？

注意とか記憶とか…基本的な能力に問題がなかったとしても，
心の理論がないと，それだけで，目の前の相手の視点*のレベル以上には
到達できない！…ってことであってます？？（*二人称視点のこと）

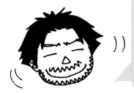

そのとおりです！ ASD を例にするのもいいけど，人間以外の例に注目しても
わかりやすいです．注意や記憶は，動物にとって基礎的な認知機能で，
情動の伝染も多くの動物に備わってます（哺乳類ならまずあると思ってよい）[4]．
でも，心の理論は人間以外にははっきりと確認されていません．

情動の伝染があっても，心の理論がないと？　視点取得ができずこうなる！ ヒヒの例！ m9（゜Д゜）

ヒヒ（サル）には情動の伝染が備わっているので，
ヒヒの親には子どもの気持ちが伝わります．しか
し，心の理論がないので，ヒヒの親は子どもの視
点でものを考えることができません．

例えば，「ヒヒの親たちは渡れる深さだけど，子
どもたちには渡れないくらい深さの川」を渡ると
き，ヒヒの親には子どもが困っていることは伝わ
ります．
でも，なぜ困っているのか，子どもの視点で理解
することができません．そして…，時に置き去り
にしてしまうのです．

情動の伝染があっても心の理論がないサルでは，
視点取得ができず，こんな悲劇が起きると[4]．

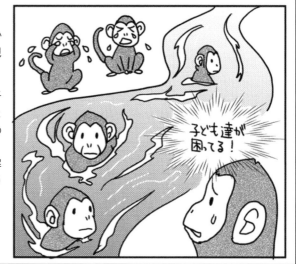

子ども達が困ってる！

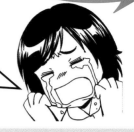

せつない！

似たような例として，親が子どもを抱えて水の中に入るときの違いなんてのもある．サルだとお腹に抱えた子どもが水にどっぷりつかっていても親が助けず，子どもは自分ではいあがるしかないらしい．日本のモンキーパークでも，初産の母ザルを温泉に近づけないようにしてるところがあるそうな[4]．一方で，視点取得ができるようになる類人猿以上（含むヒト）になると，子どもが水につかりそうなら親が背中に乗せるよね．

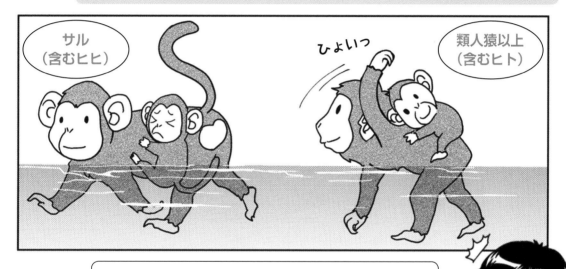

サル
（含むヒヒ）

ひょいっ

類人猿以上
（含むヒト）

親に子どもの目線がないと，子どもは大変ですね！

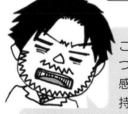

こういうのが，サル（しっぽがある）と，類人猿（しっぽがない）の違いのひとつ．くれぐれも忘れないでほしいのは，サルに共感性が全くないわけではないこと．感情的共感である情動の伝染はサルにもあります．体調（自律神経の状態）や気持ちはお互い伝わるので，子どもが困っている・苦しんでいる等はわかるはず．サルができないとされるのは，他者の視点に転換すること（視点取得）だったり，他者が知っていることと，自分の知っていることが異なることの理解（心の理論）で．そういった，相手の考えや意図を読むような，認知的な共感がサルにはほぼできないのです．一方で，類人猿であるチンパンジーは情動の伝染も視点取得も両方できるとされます（ただし，心の理論課題はクリアできないとされる）．サルより類人猿のほうが進化していて，人間に近いです．人間の特徴は，心の理論をもっている…という点はもちろんですがそれだけではありません．
人間は心の理論・視点取得を含めた認知的共感に "ものすごくこだわる" という特徴があります．

次頁の課題をやってみよう！ m9(ﾟДﾟ)ドーン

やってみよう！ m9(ﾟДﾟ) 大人のための心の理論課題（誤信念課題）[1] 「A の場合と B の場合はどちらが重い罪？」

A. 看護師は下剤と思っているが，実際は砂糖だった場合（Attempt：傷害未遂）

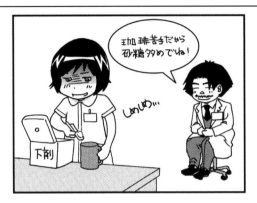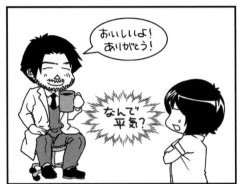

B. 看護師は砂糖と思っているが，実際は下剤だった場合（Accident：過失致傷）

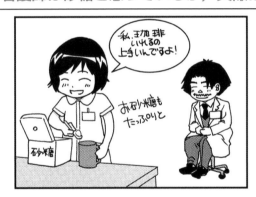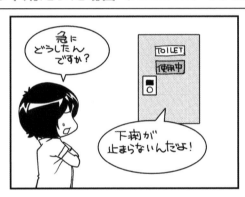

看護師の控え室に医師がコーヒーをもらいに来たような場面を想定してみよう．

A の場合の看護師は一服盛ってやろうと悪巧みをしている．しかし，「この控え室では下剤の空き箱が砂糖入れになっていること」を看護師は知らないので，悪巧みは失敗し何も起きない．つまり，看護師は下剤と思っているが，実際は砂糖だった場合（Attempt：傷害未遂）のケースである．この場合の看護師の罪はどれくらいだろうか？

B の場合の看護師は美味しいコーヒーをいれてあげようと砂糖を入れているつもりである．しかし，「この控え室では砂糖の空き箱が即効性の下剤の入れ物になっていることを知らない」ので図らずも下剤を盛ってしまい医師はトイレに駆け込んでいる．つまり，看護師は砂糖と思っているが，実際は下剤だった場合（Accident：過失致傷）のケースである．この場合の看護師の罪はどれくらいだろうか？

この二つのケースの比較では A の罪が B よりも重いと見積もる人のほうが多い．こちらの課題の原典[2]では下剤でなく毒になっているが，それでも A のような場合（殺人未遂）を，B のような場合（過失致死）よりも罪を重く見積もる．これが定型発達者の典型的な回答である．つまり，実際に起きたこと（実害があったか？）以上に，その人の意図・考え（悪意があったか？）を重視して，罪の多寡をはかるのである．動画[2]はとてもわかりやすいのでぜひ一度見てほしい．「TED, レベッカ・サクス」でも検索できる．

なお，同じ動画[2]で，心の理論に関わる脳領域である右の頭頂側頭接合部（TPJ）に仮想病変を作る実験も見られる．右 TPJ 機能が低下すると A（未遂）の罪を軽く，B（過失）の罪を重く見積もるようになる．必見！ m9(ﾟДﾟ)ドーン

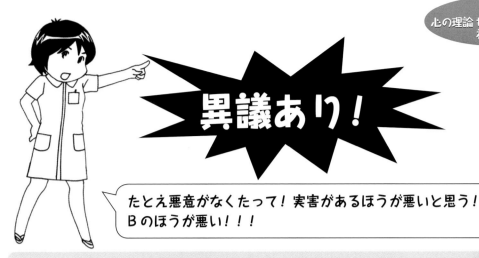

異議あり！

たとえ悪意がなくたって！ 実害があるほうが悪いと思う！
B のほうが悪い！！！

…その発想だと，心の理論や視点取得のレベルが低いとみなされちゃうのよ．
<u>大人になるほど，事実以上に心のあり方を重視する傾向が強まります</u>．冒頭の
例でも，視点を考慮すれば，おにぎりを間違ってもしょうがないと判断したで
しょ？ 3 歳児では事実ベースの道徳判断をするけど，7 歳頃には視点ベース判断になって
たやん？ いろんな考え方があるのはもちろん認める．悪意重視と実害重視の考え方のどち
らが正しいのかなんて，科学では答えは出せない．でも，大人では A のほうが悪いと答え
る人が多いのは確かだ．そして，実際の法律上でも，A のほうが B より悪いと判断される
ことが多いんよ．

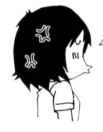

みんなが答えるほうが正解…って，乱暴ですよ！

納得できない考え方に対しても，「そういう考えもあるのかー」
…って捉えよう．いろんな視点を経験するのが大事です．
心の理論で他人と自分で考え方が違うことを理解し，いろん
な視点に触れて，自分と違う考え方の人の視点にも転換でき
るようになるのが大事なん．そうしないと，本来は考え方が
違う同士で，一緒に社会を作っていけんやろ？？

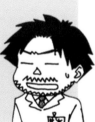

納得できない！

まとめ

① 自分と他人で知っていること（≒考え方）が違うことを理解するのが心の理論
② レベル 2（二人称視点）以上の社会視点取得には，心の理論が必要
③ 現代社会の道徳的判断は事実より視点ベース（心の理論・視点取得が前提）
④ 自分と異なる考え方に対しては，「そういう視点もあるのか」と捉えるのが大事

参考文献
1) 粳間 剛：高齢者の自閉症スペクトラム障害．臨床老年看護
26：111-119, 2019.
2) レベッカ・サクス：脳はどうやって倫理的判断をくだすのか（TED
日本語版）．(https://www.ted.com/talks/rebecca_saxe_how_
brains_make_moral_judgments？language=ja)
3) 粳間 剛：「共感」と「視点取得」の正常な老化とその障害（認
知症）．臨床老年看護 25：102-108, 2018.
4) フランス・ドゥ・ヴァール（著），柴田 裕之（翻訳）：共感の時代へ．
紀伊國屋書店．2014

登場人物
あいかちゃん：脳外科医の父に，前下小脳動脈（Anterior
Inferior Cerebellar Artery）と命名されそうになったが，略語
の AICA（あいか）にしましょうと母に助けられた．独自視点全
開の人だが，心の理論は正常．一般的他者視点は弱め．

せんせい：脳画像を一日中見ている医者．顔面輪郭詐称の大家．
あらゆるデメリットにもかかわらず，髭は絶対に剃らない．独自
の視点がよくにじみ出るが本人は隠しているつもり．

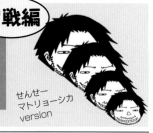

邪道な 地域支援養成講座

せんせー
マトリョーシカ
version

原作：粳間　剛（医師・医学博士．一般社団法人 iADL 代表理事），まんが：仙道ますみ

第 5.5 回　心の理論はマトリョーシカ？ ―入れ子構造を理解しよう！

　　　　君が「私が言った事を理解した」と思っているのを私は知っているが，
君が「私の言った事は私が言いたいことではない」と認識したかは私には分からない．

　この文章はアメリカの経済学者アラングリーンスパンの言ったセリフだそうな[1]．要約すると，「君に誤解されたかも？」でしょうか．それを厳密に説明しようとするとこんな文章になると．この文章には，心の理論に関連する「入れ子構造」が含まれています．入れ子構造とは，①「貴方の事を私は知っている」⇒②『「貴方の事を私が知っている」ことを貴方は知っている』⇒③【『「貴方の事を私が知っている」ことを貴方が知っている』ことを私は知っている】…というように，無限に続くマトリョーシカのような構造のことです．③の例文では，【『「　」』】と，カッコの中にカッコが入って，その中にさらにカッコが入っています．心の理論は，他者が知っていることを知っている…といった認知能力ですから，入れ子構造が出てきます．普段我々は中々気づかないけれども，深いコミュニケーションには入れ子構造が欠かせません．下記のような恋愛の例を見ると，日常での言い方の中にも，入れ子構造があることを理解できるでしょう！

日常での言い方	入れ子構造	共同注意の深み
① 貴方のことが気になるの	貴方のことを私は気になってる	相手に注意を向ける
② 貴方は私のことをどう思っているのかな？	私のことを貴方が気になってる…のか私は気になっている	相手の注意に注意を向ける
③ 私が貴方のことをどう思っているか，気になったりしないのかな？	貴方のことを私が気になってる…のか貴方が気になってる…のか私は気になっている	自分の注意に向けた相手の注意に注意を向ける

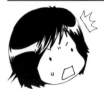

一番左の列の表現だと，①から③までわかるけど，真ん中と右の表現わからん！ Z女の悩みが複雑なのはマトリョーシカだから！？

かもね！ ③は，「私が貴方のことをどう思っているか，気になったりしないのかな？」のように平易に表現することもできるけど，入れ子構造をあえて強調するなら，【『「貴方のことを私が気になってる」のか貴方が気になってる』のか私は気になっている】…のように，括弧が『「」』と３つあるマトリョーシカ構造になるのです！

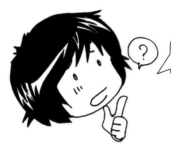

「私の好みを，この人ちゃんとわかってるのかしら？」
みたいな気持ちもマトリョーシカだったりします？

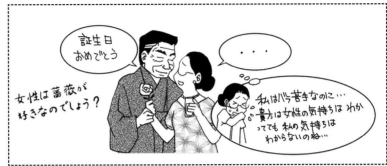

夫婦のあるあるだねぇ．そういう奥さんの不満が生まれるのは，
【『「奥さんが何に興味を持っているのか」について旦那が興味を
持っているのか』，奥さんは興味がある】からだろうねぇ．

これって，共同注意も関わります！？

いいところに
気づいたねぇ

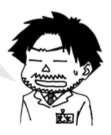

下の２つの図を見てみよう．どちらも共同注意の三角形の図だけど，左の図のよ
うに「①お互いに向けた注意」と「②相手の注意対象に対する注意」だけでも三
角形にはなるけど…中身がカラでしょ？一方で，右の図のように，「③相手の注
意に向けた注意」…「④自分の注意に向けた相手の注意に向けた注意」…「⑤以
下略…」のような入れ子構造があると三角形の中身が埋まるというか，つながり
が強くなるのさ．

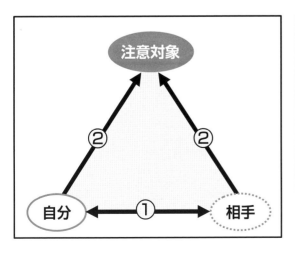

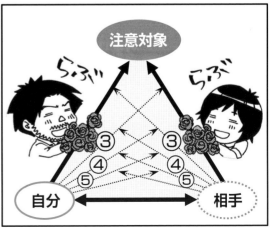

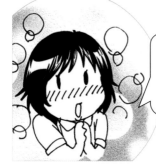

つまり深い愛とはッ！
注意に対する注意に対する注意に対する注意に対する注意に対する注意に対する注意に対する注意に対する注意に対する注意に対する注意に対する注意に対する注意に対する…（以下略）

共同注意は無限の愛を生み出すんですね！

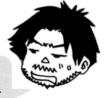

無限に注意を Loop させるのは普通の人には無理かもしれんが…．普通の人も，だいたい，「自分の注意に向けた相手の注意に注意を向ける」位まではよくやっている．これに相当する日常表現が「貴方は私の好みをわかってる？」ってやつで，好みのプレゼントをもらってうれしいのは，「自分の気にしていることを相手が気にしているかどうか気にしている」からだ．下の2つの例がわかりやすいだろう．

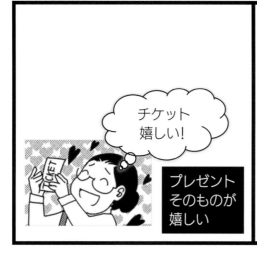

チケット
嬉しい！

プレゼント
そのものが
嬉しい

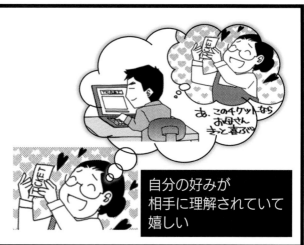

自分の好みが
相手に理解されていて
嬉しい

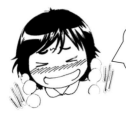

それめっちゃわかる！　私が私の好みを理解されると
喜ぶことまで理解されたうえで，プレゼントされたい！

つまりこういうのが
真のイケメンや！

自分の好みが相手に
理解されると嬉しい
女性の気持ちを理解
してプレゼントを選
ぶ男性の図

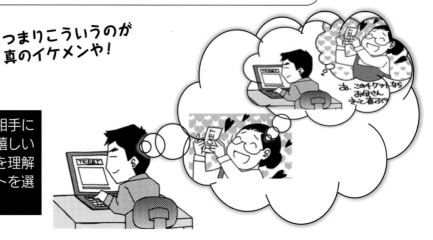

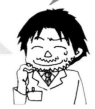

その例だと，貴方が気にしていることをイケメンが気にしているのか貴方が気にしていることまで，気にかけることが真のイケメンには求められるんですかね w　４層マトリョーシカやな w

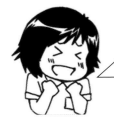

Looping されると嬉しいのも，貴方の中の私の中の貴方の中の私の中の…（中略）…貴方の中に私がいる！ みたいな！ 真実の愛の構造をしているからなんですね！ 真実の愛の深さを調べる検査はあるんですか？

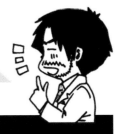

その話は認知階層理論[2]　と呼ばれていて，どの段階まで人は思考するのか調べた研究がいくつかあります．例えば下記のような問題をやってみよう．

認知階層理論の問題[2]

0 から 100 の中から数字を一つ選ぶ課題です．ただし，貴方を含めたこの実験の参加者も全員，貴方と同じように，「0 から 100 の中から数字を一つ選ぶ」ように言われています．そしてこの実験では，参加者が答えた数字を集計して平均値を出して，その平均値の 2/3 に最も近かった人が賞をもらえます．

あなたはどの数字を選びますか？

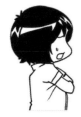

何この問題…．他のみんながなんて答えるかなんてわからなくないです？ 予想しようがなくないです？

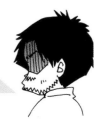

それだと一段階も考えてないやん…．ヒントを言うと，参加者の全員が 0 から 100 の間の数字を適当に選ぶなら，平均は 50 になるだろうと考える人が多いのです．

ああ，そういうことか！ じゃあ，みんなが予想する平均値 50 の 2/3 を狙えばいいのかな？ 33 くらい？

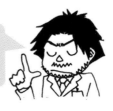

…と，みんなが予想するだろうと考える人は，33 の 2/3 である 22 と答えるし，そこまで読んでいる人は…といつまでもいつまでも深読みできちゃうのです（みんなの答えは次頁）．

3 つの新聞で約 9,000 人にアンケートをとった結果によると，それぞれの新聞ごとにバラツキはあれど，33，22，0〜1 の 3 箇所に山ができる傾向は変わらなかったそうです[2)3)]．

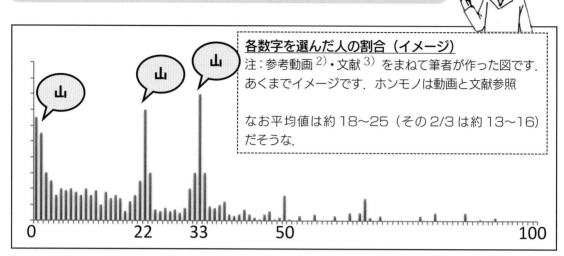

各数字を選んだ人の割合（イメージ）
注：参考動画[2)]・文献[3)] をまねて筆者が作った図です．あくまでイメージです．ホンモノは動画と文献参照

なお平均値は約 18〜25（その 2/3 は約 13〜16）だそうな．

深読みする人って結構いるんですねぇ．33 と 22 はわかるけど，0 近くを選ぶ人が多いのはなんで？

単純にできるだけ小さい数字を選んだ人も混じっているのかもしれんけど

みんなの考える平均値の 2/3 の 2/3 の 2/3 の…と繰り返すと，最終的には 0 になるから（ナッシュ均衡）と考える人が多かったのでしょう．深読みしすぎるとダメだよーっていい例だな w

まとめ

① お互いの理解はマトリョーシカ！ 心の理論には入れ子構造の理解が重要．
② 入れ子予想が深すぎても×．相手の理解段階の深さに合わせるのが，他者理解には重要．

参考文献
1）レベッカ・サクス：脳はどうやって倫理的判断をくだすのか(TED 日本語版)．（https://www.ted.com/talks/rebecca_saxe_how_brains_make_moral_judgments？language＝ja)
2）コリン・キャメラー：神経科学，ゲーム理論とサル(TED 日本語版)．（http://digitalcast.jp/v/17001/)
3）Bosch-Domènech A, et al："One, Two, (Three), Infinity, …：Newspaper and lab beauty-contest experiments. The American Economic Review 92：1687-1701, 2002.

登場人物
あいかちゃん：脳外科医の父に，前下小脳動脈（Anterior Inferior Cerebellar Artery）と命名されそうになったが，略語の AICA（あいか）にしましょうと母に助けられた．人には心の理論に基づいた深い理解を求めるが，自分は気遣いしない派．
せんせい：顔面輪郭詐称の大家．あらゆるデメリットにもかかわらず，髭は絶対に剃らない．脳画像を一日中見ている医者．人の考えを深読みしすぎて土つぼにはまりがち．

あいか「人に気を使うのはめんどくさいけど，マトリョーシカ問題は面白かった w 他の問題はー？」

せんせい「数学オリンピックで出た問題で，超絶難しいのがあるよ w 次頁のおまけ参照！」

「シェリルの誕生日問題」

　これから出す問題は数学オリンピックで出された問題をアレンジしたものです．Twitterなどで拡散され，「難しすぎる!」と話題になった問題ですが，心の理論のマトリョーシカ構造を理解すれば解けるようになると思います．

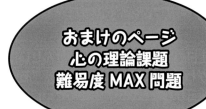

おまけのページ
心の理論課題
難易度 MAX 問題

☆問題☆
　せんせいとあいかちゃんが看護師長さんに誕生日を聞きました．すると看護師長は 10 の日にちを候補としてあげました．

5月15日，5月16日，5月19日
6月17日，6月18日
7月14日，7月16日
8月14日，8月15日，8月17日

私の誕生日を
あててごらんなさい!

ホホホホ

　それから，師長さんは，せんせいに「月」だけを，あいかに「日付」だけをそれぞれ教えました．「お互いに答えを教えあうのは×! さぁ，私の誕生日をあててごらんなさい!」と，高らかに笑う師長．でも，心の理論を理解した二人にはこの問題が解けました．二人のやり取りを見てみましょう!

 月だけじゃ答えはわからんけど，"あいかちゃんも誕生日がわからない"のは，わかる　①

"あいかにもわからない"ってせんせいにもわかる!? なんで!?
あ! 理由わかった! だったら私，誕生日わかった!　②

 ）） それだけであいかちゃんにわかるなら，俺にも誕生日がわかったよ w　③

　さて，この会話を聞いたあなたには師長さんの誕生日はわかりますか? まずはここまでの情報だけで自分で解いてみましょう! すぐにはわからないのでよく考えて．どーしてもわからなかった方は，下の「ヒント」を見てみましょう．上の問題の①②③の部分を言い換えています．

- -
① "あいかちゃんも誕生日がわからない"と，せんせいにもわかっている
②「"あいかちゃんも誕生日がわからない"と，せんせいにもわかっている」とわかれば，あいかちゃんには誕生日がわかる
③『「"あいかちゃんも誕生日がわからない"と，せんせいにもわかっている」とわかれば，あいかちゃんには誕生日がわかる』とわかれば，せんせいにも誕生日がわかる．
- -

そう，これ，マトリョーシカ構造のやりとりなんです．①②③と，順番になぞを解いていけば解けます!（人間のワーキングメモリーでは一気には解けないので，まずは順番に考えましょう!）

誕生日の「月」しか知らないせんせいに正解の候補日がわからないのは当然として，"あいかちゃんも誕生日がわからない"とせんせいにわかるのはなぜ？ 右の表をみて考えましょう．

ちなみに，せんせいは，あいかちゃんが「日付」しか知らないことを理解しています．

> 5月15日，5月16日，5月19日
> 6月17日，6月18日
> 7月14日，7月16日
> 8月14日，8月15日，8月17日

実はこの誕生日候補のリストの中には，「日付だけで正解がわかるもの」が含まれています．5月19日と6月18日は，日付だけ知っていれば月も特定できます．というわけで，「"あいかちゃんも誕生日がわからない"と，せんせいにもわかっている」可能性があるのは，5月19日と6月18日が含まれない月だけ．つまり「7月か8月のどちらか」を，せんせいが師長に言われたパターンの時だけです．もしせんせいが師長さんに教わった月が，5月か6月であれば，あいかちゃんの教わった日付によっては，それだけで正解がわかる時もあるし，わからない時もある．あいかちゃんがわかるかわからないか，せんせいに特定する事はできません．だから，<u>誕生日が，5月か6月のいずれかである可能性は，「"あいかちゃんも誕生日がわからない"と，せんせいにもわかっている」</u>という情報だけで消せるのです！ というわけで，①までの発言で，7月か8月のいずれかの候補日が正解とわかります．

> 5月15日，5月16日，<u>5月19日</u>
> 6月17日，<u>6月18日</u>
> ---------
> 7月14日，7月16日
> 8月14日，8月15日，8月17日

もしせんせいが
5月・6月と教わったなら
日付だけで特定できる
候補日が含まれる

5月・6月だと，"あいかちゃんにもわからない"と断定できなくなるのです！ m9(°Д°)ドーン

"あいかにもわからない"ってせんせいにもわかる!? なんで!?
あ！ 理由わかった！ だったら私，誕生日わかった！　②

さて，続いて②の発言．入れ子構造で言い換えると，「"あいかちゃんも誕生日がわからない"と，せんせいにもわかっている」とわかれば，あいかちゃんには誕生日がわかる…のくだりです．このくだり，さらに言い換えると，<u>「"あいかちゃんも誕生日がわからない"と，せんせいにもわかっている」，その理由をあいかちゃんが理解できれば，</u>あいかちゃんには誕生日がわかる…ということ．そして，その理由とは，上で説明したとおり，「せんせいが教わった月は，7月または8月だから」です．この理由に気付いたとたん，あいかちゃんには答えがわかりました．つまり…

「誕生日の月は7月か8月」，という情報あれば，あいかちゃんは自分が知っている日付の情報とあわせて，誕生日が特定できる

ということ．さぁ，もう一段階考えてみましょう．

日付だけで正解がわかる候補日は？

> 7月14日，7月16日
> 8月14日，8月15日，8月17日

もしあいかちゃんが
14日と教わったならどちらか
候補日を特定できない

→ 7月14日，7月16日
8月14日，8月15日，8月17日

　残された5つの候補日のうち，日付だけわかれば正解が特定できるのは，7月16日，8月15日，8月17日の3つです．7月14日と8月14日はダメです．もしそのどちらかだったとしても，「あいかちゃんは14日であることと，7月か8月のどちらかであること」しか知らないハズなので，7月14日か8月14日かは特定できません．というわけで，②までの発言で，候補日として残るのは7月16日，8月15日，8月17日の3つだけであることがわかります．この3つのどの候補日であっても，あいかちゃんには答えが特定できます．

それだけであいかちゃんに
わかるなら，俺にも誕生日
がわかったよw　③

7月16日
8月15日，8月17日

このうち
月だけで正解が
わかる候補日は？

　ここまでくればあとは簡単です．③の発言を入れ子構造で言い換えると，『「"あいかちゃんも誕生日がわからない"と，せんせいにもわかっている」とわかれば，あいかちゃんには誕生日がわかる』とわかれば，せんせいにも誕生日がわかる…とわけわからなくなりますが，ようするに，『　』の中は②の話です．③は，②までの話がわかればせんせいには答えがわかるということです．②までの発言で，候補日として残るのは7月16日，8月15日，8月17日の3つだけであることがわかっています．せんせいはこの情報を理解しています．これに加えて，何月か知っているので，誕生日を特定できると，つまり，この3つの候補日のうち，月の情報だけで特定できる候補日を選べばよいのです．このうち，特定できるのは「7月16日」だけです．もし，誕生日が8月15日か8月17日だったとしたら，「せんせいは8月であることと，15日か17日のどちらかであること」しか知らないハズなので，8月15日か8月17日かは特定できません．というわけで，正解は「7月16日」です．

　答えに納得できましたでしょうか？7月16日であれば，「7月」だけ，「16日」だけのどちらか一方を知っているだけでは誕生日は特定できません．ただ，「7月」であることを知っているせんせいには，日付しか知らないあいかちゃんにも誕生日を特定できないことがわかります（①時点）．そして，「せんせいにもあいかちゃんが誕生日を特定できないことがわかる（＝「7月or8月」）」ならば，16日であることを知っているあいかちゃんには正解がわかります（②時点）．そして，『「7月or8月」だけわかれば日付だけで誕生日を特定できる』ならば，7月であることだけ知っているせんせいにも，7月16日にたどりつけます（③時点）．このようにして，せんせいとあいかちゃんの思考を行ったり来たりしつつ，マトリョーシカを一枚ずつはがしていくと，答えにたどりつけますよと．

　この問題，何段階も思考するのでものすごーいワーキングメモリーを使います．超一生懸命考えないとわかりません．解説読んでもわからなかった！という方も，まずは超々一生懸命考えてみてください．頭の良さよりも，努力が必要な問題なので（≒注意資源の量が重要），時間もかかります．理解に3〜10分はかかりますので，簡単に諦めないで．ただ，超々々一生懸命考えてもわからん！と言う人もいるかもしれません．それでも大丈夫．元は数学オリンピックの問題なのでわからなくても当然です．でもでも，心の理論のマトリョーシカ構造を説明したあとだと，自力で解けるようになる人もいるのです．なので，大きく紙面を割いて説明してみました．ご参考までに！

邪道な 地域支援養成講座

原作：粳間　剛（医師・医学博士，一般社団法人 iADL 代表理事），まんが：仙道ますみ

第6回 当事者の視点に基づく支援

私はリハビリ科出戻りナースのあいか！
師長の師匠？の元師長さんの担当になっちゃってもう大変！
毎日怒られまくり・・・怒られまくりなのです！！

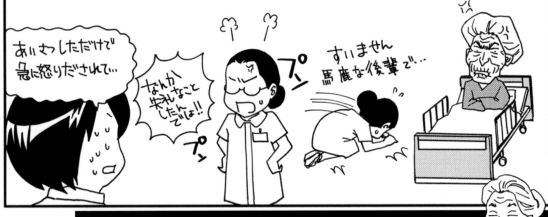

あいさつしただけで
急に怒りだされて…

なんか
失礼なこと
したんでは！！

すいません
馬鹿な後輩で…

千田津七代（せんだつしちよ）さん（85）
師長さんの師匠で，看護師歴 60 年の元カリスマ師長．
今回脳外傷でリハビリ科に入院し，あいかちゃんが入院担当になった．

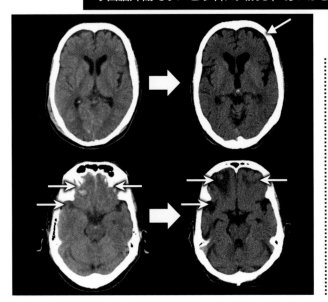

左図は千田津さんの CT 画像
（左列は受傷時，右列は 2 カ月後）

両側前頭葉（前頭眼窩野）と右側頭葉の
脳挫傷（⇐）と，慢性硬膜下血種があ
り（⇐），受傷後 2 カ月の間に脳全体
の萎縮が進行している（外傷性脳萎縮）．

症状としては脱抑制（情動コントロール
の障害）が主体だった．

あなたならどんな
支援をしますか？

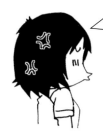

千田津さんの脱抑制が超ひどくて！毎日怒鳴ってくるんですよ！
師長にも怒られるし！お薬の調整はちゃんとできてるんですか！

千田津師長は俺にはまったく怒鳴らないけど・・・.

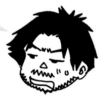

せんせーは医者だから怒られないんですよ！

いや・・・あいかちゃんしか怒られてなくね？？
まず, どんな状況で怒るのか, 整理して教えてよ.

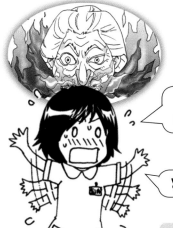

いやいやオールウェイズ！常に不機嫌ですよあの人！
「千田津さんおはようございます！」って言うだけでキレます！

ああ・・・まずそこだ.

どこ！？（ﾟДﾟ；≡；ﾟДﾟ）

呼び名が間違ってる. 師長か, 千田津師長って呼びなはれ.

なんでなんで！？ おかしいのどこ？？（ﾟДﾟ；≡；ﾟДﾟ）
○○さん・・・て, 患者さんは「苗字＋さん」で呼ぶように私は習いましたよ？
いや, 普段は相手によって変えちゃってますけど！！
師長さんの師匠だっていうからちゃんと看護師らしくしたのに！！！

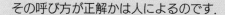

その呼び方が正解かは人によるのです.

・・・？ 元師長だった人に対しては,
師長呼びをしろってことですか？

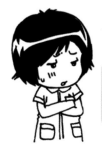

そういうことじゃない. 人による. 元師長だった人はたくさんいても,
師長呼びしたほうがいいかは, 人によって違う. 千田津七代さんの場合は,
千田津師長と呼んだほうが,「当事者の視点に基づく支援」になる・・・というだけ.

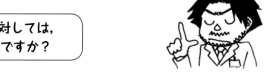

当事者の視点に基づく支援？？・・・て何？ また視点取得の話？

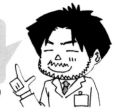

「当事者の視点に基づく支援*」は，今まで勉強してきた，共感や視点取得（転換）の応用になります．特に，高次脳機能障害・発達障害・認知症や，その類縁の障害をもつ人に対する支援では，支援者が当事者の視点になることが大事なん．

* 「ポジティブな行動支援」や「パーソンセンタードケア」などが含まれる[1][2]

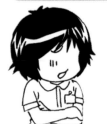

んー，じゃあ千田津さんの視点になってみると・・・
脳外傷で高次脳機能障害になってて脱抑制があるから・・・，
常にイライラしているとか，我慢できないとか・・・
そういう感じになっている？

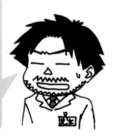

…実はそのやり方こそが，支援者がよくやってしまう"間違いの典型"なのです．「脱抑制のある人」…というくくりで視点を転換しても，当事者の視点にはなりません．

脱抑制のある人の視点というものは一般的他者の視点であって，具体的な他者の視点ではないでしょ？具体的な他者は「特定の個人」といってもよい．**「当事者の視点というのは特定の個人である当事者その人の視点」**だからね．「第4回」で解説したプレゼントの例が，具体的な他者の視点取得の例ですね．

具体的な他者（第三者・特定の個人）の視点取得，良い例と悪い例

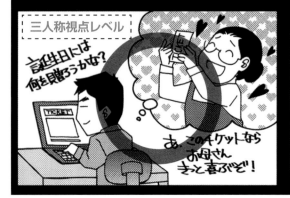

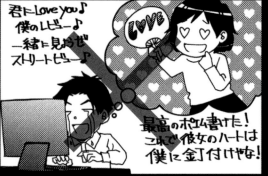

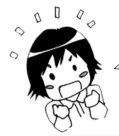

覚えてます！自分のお母さんのことはよく知ってるから，ココロの中のお母さんの視点でプレゼントを選ぶことができる！だけど，好きな娘のことはよく知らないから，ココロの中の好きな娘の視点が間違ってて，おかしなプレゼントしちゃうってやつですね！

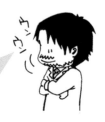

よく知っている相手＝「注意や感情を共有した（共感した）体験をもつ相手」ということだったね．具体的な他者こと，特定の個人の視点を取得するには，共感しあった体験（エピソード記憶）が大事なのです[1]．

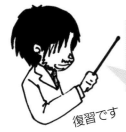

具体的な他者の視点は特定の個人の視点であるのに対して，一般的他者の視点は「同じような立場や役割の人たち」がもつ視点の平均です．具体的な誰かの視点ではなく，概念的な視点です．一般的他者の視点取得は共感ではなく，自分自身の経験や知識（意味記憶）に基づきます[1]．

復習です

★自分が知っている看護師の立場にある人の共通の特徴から
「一般的な看護師像（看護師の視点）」を作り上げる例

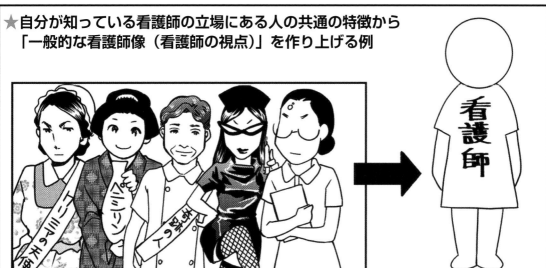

・・・私この話苦手・・・．いまだ一般的他者というものが何なのか・・・よくわからないのですよ．あれですか？法人と自然人の差みたいなもの？

たしかに自然人は具体的な誰かで，法人は概念的な人だがそういうことじゃないw
てかよく知ってるなw

例えば・・・女性はおしゃれなスイーツが好きな人が多いが・・・
あいかちゃんは違うだろう？

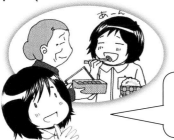

おしゃれなスイーツも好きですけど・・・
おかずを差し入れてくれる人*のほうが
私はいいですね！

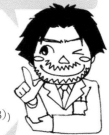

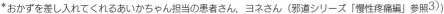

*おかずを差し入れてくれるあいかちゃん担当の患者さん，ヨネさん（邪道シリーズ「慢性疼痛編」参照[3]）

ヨネさんはあいかちゃんの視点が取得できていたからおかずを差し入れしてくれていたのよw
特定の個人としてのあいかちゃんの視点に基づいてね．でも最初は差し入れはお菓子だったやん？
一般的他者としての看護師の視点に基づくなら，看護師は女性が多いわけだから・・・あいかちゃんへの差し入れにスイーツを選ぶのは無難でしょう．あいかちゃんも立場・役割としては看護師であり女性なわけだから・・・．そんなふうに，よく知らない人の考えを予想するには一般的他者視点はある程度役立つ．でもでも，それと同じやり方で特定の個人の考えが読めるわけではないのです．

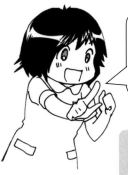

わかった！私個人の視点に基づくなら，差し入れはおかずで正解！
看護師の視点に基づくなら，差し入れはおしゃれスイーツが無難！

そこに，視点取得のやり方のちがいがある！

差がわかったみたいだね．「当事者の視点に基づく支援」は，
特定の個人として，実在する当事者の視点に基づく支援です．
一般的他者としての，概念的な当事者の視点に基づく支援ではありません．
そして，前者は共感ベース，後者は知識ベースです．高次脳機能障害・発達障害・
認知症の当事者に必要なのは，共感に基づいた支援のほうです．

★一般的他者視点に基づく（≒知識ベースの意図読みに基づく）プレゼントの例
「女性の気持ちはわかっても，特定の個人である奥さんの気持ちはわからない旦那」

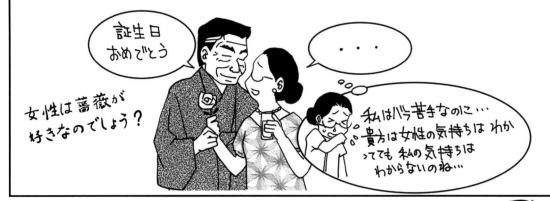

・・・千田津さんが怒る意味がわかりました．
あの人私のこと，部下というか，子分の看護師か何かだと思ってるもの．
そう思ってたら，千田津師長って呼ばなきゃ怒るわぁ・・・

千田津さんの
視点

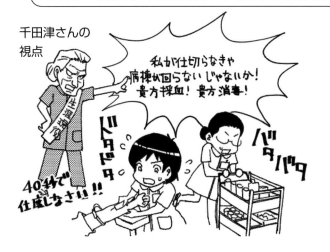

多くの認知症性疾患，後天性脳損傷（高
次脳機能障害）では，自らの視点がアッ
プデートされない．

要するに，若くて元気な頃のままの視点
になっている．

これが世に言う「病識がない」という状
態の正体のひとつ．

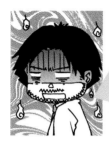

俺も最初，千田津さんって呼んだらめちゃくちゃ怒鳴られたからね．
千田津師長の視点では中年の医者であっても下っ端に過ぎないのでしょう．
だから検査するにしても，「千田津師長！ 今日の病棟全体の検査予定はこうなっ
てまして，この空いた時間で検査でよろしいですか？」とか聞いてる．
そういう聞き方をすると協力してくれる．いま，あいかちゃん以外の病棟スタッ
フは全員そうしているから，あいかちゃん以外には怒らないのよ．

そういうことかぁ…

…千田津さんを大先輩と思って接したらあいかちゃんも怒られなくなりました．

当事者の視点に基づく支援がどんなものかはよくわかりました．
患者さん本人が思っている「自分のイメージ」？ …それにまわりが
あわせてあげないと，うまくいかないってわけですよね？ そりゃそうだ．

でも，…なんでも患者さんに合わせてたら…
めちゃくちゃになりませんか？

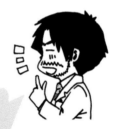

その話に関しては…ポジティブな行動支援を思い出そう！
ポジティブな行動支援は問題行動をよい行動に置き換えるための支援ですが，
「当事者のやりたいことが，最も上手くいくやり方（行動）が増える（強化される）」
性質を応用しています（前書[4]参照）．

覚えてます！ 泣いてアピールするより、ジュースが欲しいと言ったほ
うがジュースをもらえることが多いと、言葉でアピールが増えるんで
すよね？

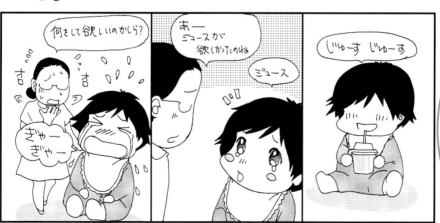

社会的に良い行動*が
強化される体験が大事
*ポジティブな行動

その逆も然りで，せっかく「ジュースを言葉で求めること」を覚えても，泣いたほうがジュースが手に入ることが多い環境なら，泣くことが増えてしまうのです！「言葉でアピール」も「泣いてアピール」も目的はジュースという点で同じ（等価）ですが，等価な行動の中では，目的が叶いやすい行動が増えるのです！

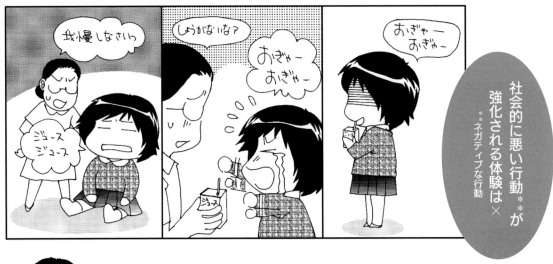

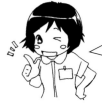

だから…患者さんのやりたいことを見極めて，社会的に良い行動をしたほうが望みが叶いやすい環境を作って支援するんですよね！それがポジティブな行動支援！

この，「当事者のやりたいこと（行動の目的）を見極める」…という部分が当事者の視点に基づく支援にあたるのです．やりたいことは人によって違うのです．

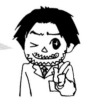

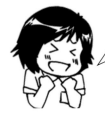

そうか！何を支援してあげればいいのか，そもそもその目標を決めるために当事者の視点が必要なのか！どんな風に支援すればいいのかはすでに習ってた！

「その行動は何のために？」と原因よりも目的で考えるのが大事．「Tinbergen の４つのなぜ？」を思い出そう．

■ 生物の機能を考えるための Tinbergen の４つのなぜ？ [3)4)]

例：キリンの首はなぜ長い？

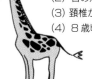

(1) 高い場所の葉を食べるため
(2) 首の短い個体は淘汰された
(3) 頸椎が大きい（多くはない）
(4) 8 歳頃まで首は伸びる

	機能	プロセス
究極要因 （目的論）	(1) 適応 何のためにある？	(2) 系統発生 どのように進化した？
至近要因 （原因論）	(3) メカニズム どんな仕組み？	(4) 成長 どのように成長した？

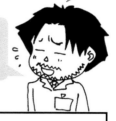

当事者の視点にならないと，その（問題）行動は何のため？
結局何がしたいの？ といった部分がわからないことが多い．
当事者の行動の目的を見極めないで正しい支援はできないよ．

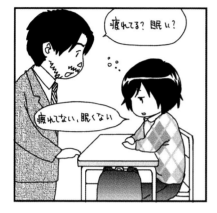

疲れてる？ 眠い？

疲れてない，眠くない

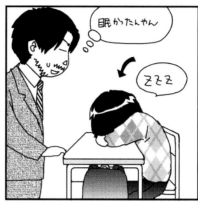

眠かったんやん

ＺＺＺ

傍目では眠そうなのに
睡眠欲を自覚できない
など，高次脳機能障害・
発達障害・認知症やそ
の類縁疾患の当事者は，
自分が何をしたいの
か？ 自覚できないこと
が多い．なお，この「傍
目では眠そう」とわか
るのは共感によると考
えられる（この場合は
情動の伝染による）．

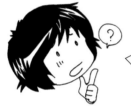

脳外傷で高次脳機能障害になってて脱抑制があるから…
イライラしているんだろうとか，我慢できないんだろうとか…
そういう視点だろうと捉えるのはどちらかというと
原因論みたいな話におちいりやすいんですかね？

そういうこと！ イライラしやすい，我慢できない傾向は脱抑制のせいなのだろ
うから，「病態（病気のメカニズム：至近要因）」を考えるなら原因論で捉え
てかまわない．でも，支援を考えるならちがう．何にイライラしているのか，
何を我慢できないのかのような…言い換えれば，何を取り除きたいのか，何
を欲しているのか，そのターゲット（目的：究極要因）の特定が支援には必
要だから，支援を考えるなら目的論で捉えたほうがいい．

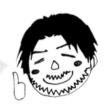

つまりこういうことですね！

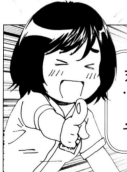

支援をするためには，患者さんが結局何をしたいのか？
…目的を見極める！ それには共感が大事！

それから，その目的が叶う社会的にいいやり方を整える！

支援は知識で考えちゃ駄目！ 原因論ダメ絶対！

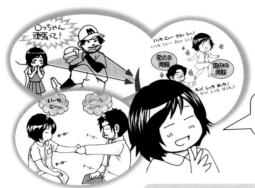

よみがえる修行の日々…

そうなると，今までやってきたような共感性の訓練たちが役に立つわけですな．

そういうことだな．共感性の訓練だけでなく注意の方向付けの訓練も役に立つので思い出そう．共感性を発揮するには，注意資源を増やし，注意をコントロールすることも大事だからね．

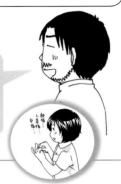

全体を通してのまとめ

① 一般的他者としての（概念的な）当事者の視点取得は「知識」に基づくが，特定の個人としての当事者の視点取得は「共感」に基づく．

② 共感による視点取得を使った支援が，「当事者の視点に基づく支援（ポジティブな行動支援など）」．

③ 支援のターゲットになるのは当事者の（問題）行動の目的．目的の特定に共感が必要．（問題行動が起こる原因（病態：メカニズム）の特定に知識は役立つが，目的はわからない！）

④ 注意・感情・体験の共有が，共感を育てる．復習しましょう！（共感性と，その基礎になる注意を向上させるのにも，マインドフルネス訓練は役に立つ！）

参考文献

1) 粳間 剛：「共感」と「視点取得」の正常な成長・発達とその障害（発達障害）—注意・感情・記憶の観点から．臨床老年看護 25：106-115，2018．
2) 粳間 剛：「共感」と「視点取得」の正常な老化とその障害（認知症）．臨床老年看護 25：102-108，2018．
3) 粳間 剛，仙道ますみ．ココロとカラダの痛みのための邪道な心理支援養成講座．三輪書店．2018．
4) 粳間 剛，仙道ますみ．高次脳機能障害・発達障害・認知症のための邪道な地域支援養成講座．三輪書店．2017．

登場人物
あいかちゃん：脳外科医の父に，前下小脳動脈（Anterior Inferior Cerebellar Artery）と命名されそうになったが，略語のAICA（あいか）にしましょうと母に助けられた．実家が医療法人（家族経営）だが，法人が何なのかはよくわかっていない．人種？

せんせい：脳画像を一日中見ている医者．顔面輪郭詐称の大家．あらゆるデメリットにもかかわらず，髭は絶対に剃らない．法人も人なのだから視点取得で株価が読めるのでは？と妄想．読めません．

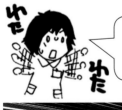

あれあれ？ でも，糖尿病の治療とかは？当事者に共感しちゃってたら，かわいそうで食事制限とかできなくなりませんか？

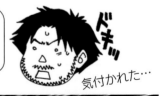

気付かれた…

第6.5回に続く

m9（ﾟДﾟ）ドーン

病気や障害をもつ当事者は
共感に基づく支援を求めている

われわれにはそれに応える共感
性が備わっている
（「第2回」より再掲載）

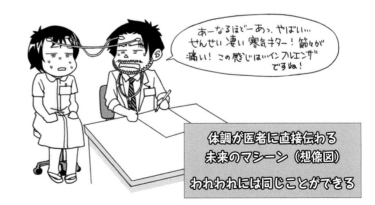

体調が医者に直接伝わる
未来のマシーン（想像図）
われわれには同じことができる

高次脳機能障害・発達障害・認知症のための

実戦編

邪道な 地域支援養成講座

原作：粳間　剛（医師・医学博士．一般社団法人 iADL 代表理事），まんが：仙道ますみ

第 6.5 回　医療者の視点に基づく支援も大事

病気を診ずして病人を診よ

作者の母校である某医大の至るところに掲示されているありがたいお言葉です．大学附属病院の信念にもなっています．学祖，高木兼寛先生がおっしゃったとのことですが，実は違うとの噂もあり，本当のことは筆者は知りません．いずれにせよ，筆者は，「病態（メカニズム：至近要因）ばかりを気にするのではなく，特定の個人である患者さんの視点をもって医療をしなさい」とか，そんな意味の戒めだろうと思って心にとどめています．これぞ，「当事者の視点に基づく支援」で，この言葉を標榜しているわが母校を誇りに思います．でも本当に当事者の視点で医療をしてしまって大丈夫？という不安をもってしまうスルドイ方も多いでしょう．そんな疑問に答える特別編です．

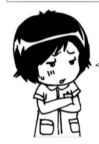

いつも当事者の視点でいたら，まずいこともあるでしょう？
糖尿病の治療とか…当事者に共感しちゃってたら…
かわいそうで食事制限とかできなくなりませんか？

いやあスルドイ．まったくもってそのとおりだ．ほかにも，慢性疼痛の治療とかでも，痛くてもなるべく薬を使わず，運動したほうがいいときとかある．いま痛くないようにすると，長い目で見ると早く歩けなくなったりしてな．

概して，医療者の視点で厳密に治療したほうが予後が良い病態は多い．むしろ，認知やココロとかに関わる病態のほうが例外だと言えるでしょうねぇ．

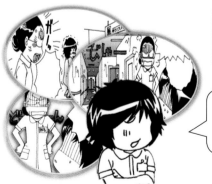

私の場合むしろ，看護師の視点をもてーもてーって怒られるほうが多い気がします．受け持ち患者さんの視点になるほうが得意かもしれませんよ．

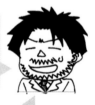

仲良くなることも多いし．何したい人なのか
割と自然にわかるようになりますよ．

まぁ，そのとおりだな…

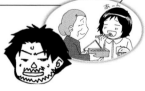

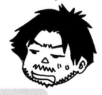

第6.5回
医療者の視点に基づく
支援も大事

実は,「看護師の視点」のような一般的他者の視点は,共感に基づく視点とはトレードオフの関係になっていることが一部実証されている[1][2].

一般的他者の視点に立った行動は,要するに,社会的役割を演じるということだが,社会的役割を演じている最中の人は,目の前の相手に対して共感しにくくなるとされる.

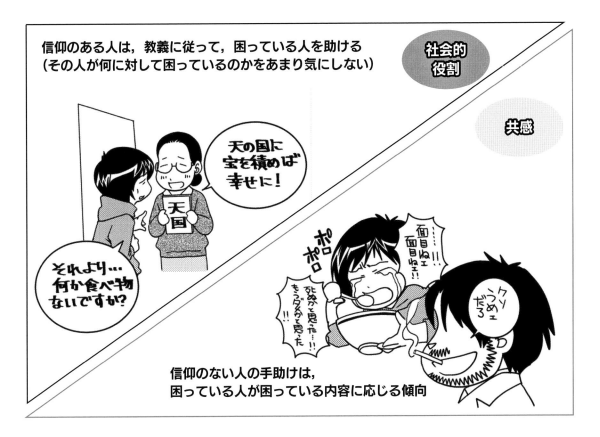

信仰のある人は,教義に従って,困っている人を助ける
(その人が何に対して困っているのかをあまり気にしない)

社会的
役割

共感

天の国に宝を積めば幸せに!

天国

それより…何か食べ物ないですか?

面目ねェ!!面目ねェ!!

ポロポロ

死ぬかと思った…!!もうダメかと思った!!

クソッつめェだろ

信仰のない人の手助けは,
困っている人が困っている内容に応じる傾向

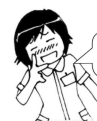

え? じゃあ看護師の役割がぜんぜん気にならない私は,共感に基づく支援の天才ってことですよね! 共感を邪魔するものがない!

いやいや,そうとも限らない.そこがポジティブな行動支援の難しいところだ.

ポジティブな行動支援のうち,「(問題)行動の目的を特定する」部分はたしかに間違いなく共感が役立つ.でも,「社会的に良い行動をすれば目的が叶う環境を作る」部分をやるには,一般的他者視点が必要.社会的に良い行動とは,「その当事者の社会的役割として許される範囲の行動」という意味だからね.ここに,社会的役割に,つまり一般的他者視点に視点を転換する必要が出てくる.

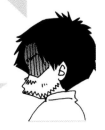

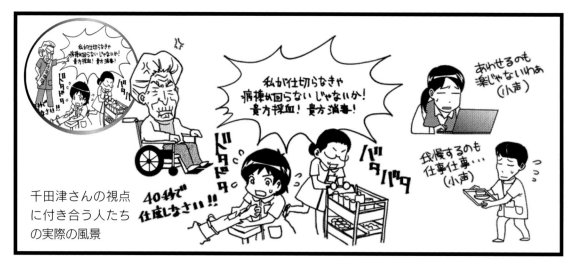

千田津さんの視点に付き合う人たちの実際の風景

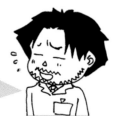

さらに言うとだな…千田津元師長のやりたいようにさせてあげられたのは，周りがみんな…協力したからだろう？ 千田津元師長に共感できなかった人も含めて，医療者や家族など，支援者の皆が協力したからだ．その協力の輪は決して，必ずしも共感で形成されたわけじゃない．医療者の役割を演じて協力してくれていた人もいたはずだ．

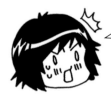

たしかに！ 仕事としてやる感じ？

支援にはたくさんの人の協力が必要だ．お互いがよく知らない同士や，親しくない同士で協力しなければいけない時も多い．そういう時に必要なのは社会的役割を全員がしっかり演じることで，つまり，一般的他者視点だ．

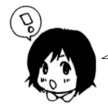

社会的に良い行動をしていた時だけ望みが叶うようにするのは，仕事や義務で協力してくれている人を納得させる意味もある？ 患者さんの社会性を伸ばすためって意味だけでなく…

そりゃそうだよ．病院や施設の中ではいいけど，一歩外に出たら，当事者も社会的役割を演じることを求められるのだから．赤の他人が…無条件に全員協力してくれるわけではない．合理的配慮が法律化されたけど，その本来の対象は，合理的配慮があれば社会的役割を全うできる人*だ．
本場アメリカでは，reasonable accomodation という表現をしている3）．リーズナブル．配慮してあげたほうが社会にとってよい，理にかなってるとか…本来はそういう意味だ．

* otherwise qualified individual with a disability：障害をもつ以外は有資格である人という意味

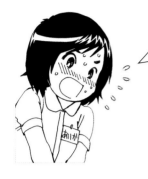

そんなのかわいそうじゃないですか！
社会の役に立たない人は生きてちゃいけないのですか！

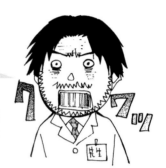

そういうわけじゃねぇよ！
社会的役割を考慮しない人に対しては
協力してくれる人が減るでしょ！

社会的視点が育たない支援をしたら長い目で見たらもっとかわいそうなことになるんだよ！

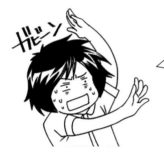

ああ…そういうことか…
結局糖尿病とかの治療と同じだ…
共感だけではもっとかわいそうなことになる…

社会的視点ももって支援しないとだめなのか…

そういうことです！

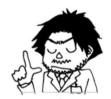

結局，ポジティブな行動支援をやるにも，医療者の視点とか社会的役割とか…，一般的他者の視点は大切なんです．普通の治療や支援との違いは，共感を使わないといけない部分があるというだけなのです．

なるほどね…

もう一点気をつけるべきなのは，<u>一般的他者の視点は，共感に基づく視点を抑制する</u>ということ．医療者の視点が強すぎると，共感性が抑制されて，当事者の（問題）行動の目的がみえなくなってしまう．あと，病態（メカニズム）を原因論で捉えてしまう癖は医療者の視点をもつほど強くなってしまうのではないかと，常々俺は感じているよ．

そして逆もまた然り…

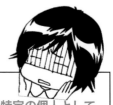

難しいけど…
なるほどだわー

全体を通してのまとめ
（含む復習 ①-④）

① 一般的他者としての（概念的な）当事者の視点取得は「知識」に基づくが，特定の個人としての当事者の視点取得は「共感」に基づく．

② 共感による視点取得を使った支援が，「当事者の視点に基づく支援（ポジティブな行動支援など）」．

③ 支援のターゲットになるのは当事者の（問題）行動の目的．目的の特定に共感が必要．
（問題行動がおこる原因（病態：メカニズム）の特定に知識は役立つが，目的はわからない！）

④ 注意・感情・体験の共有が，共感を育てる．復習しましょう！
（共感性と，その基礎になる注意を向上させるのにも，マインドフルネス訓練は役に立つ！）

⑤ 当事者の目的（望み）をいつ何時もかなえるわけではない．あくまで，「社会的に良い行動をすれば　目的が叶う環境を作る」のが支援では重要．

⑥ 社会的に良い行動とは，「その当事者の社会的役割として許される範囲の行動」という意味．それを考えるうえで，社会的役割に，つまり一般的他者視点に視点を再度転換する必要が出てくる．

⑦ 支援の輪の中では，お互いをよく知らなかったり親しくない人同士で協力する必要が出てくる．当事者に共感しない人も必ずいる．彼らも含めて協力するには，支援者は正しく社会的役割を演じる必要がある．

⑧ ①～④の共感だけに基づく支援ではダメである．⑤～⑦だけでもダメ．①～⑦全てが支援には必要．

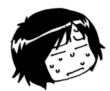

これ全部できる人なんているんですかね…

努力はしてますけどねぇ．一人では難しいよー．
それこそ，社会的役割の分担が大事かな．
共感が得意な人も，医療者の視点や社会視点が
得意な人もいるチームが理想だね．

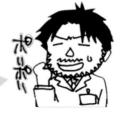

参考文献

1) 粳間　剛：「共感」と「視点取得」の正常な成長・発達とその障害（発達障害）―注意・感情・記憶の観点から．臨床老年看護 25：106-115, 2018.

2) Saslow LR, et al：My brother's keeper? Compassion predicts generosity more among less religious individuals. Social Psychological and Personality Science 4：31-38, 2013.

3) 内閣府：平成 27 年度合理的配慮提供に際しての合意形成プロセスと調整に関する国際調査報告書．2．アメリカにおける合理的配慮提供に際しての合意形成プロセス 2-2．アメリカにおける合理的配慮の概念．
https：//www8.cao.go.jp/shougai/suishin/tyosa/h27kokusai/h2_2_2.html

登場人物
あいかちゃん：脳外科医の父に，前下小脳動脈（Anterior Inferior Cerebellar Artery）と命名されそうになったが，略語の AICA（あいか）にしましょうと母に助けられた．本人は看護師の役割を完璧に演じているつもり．
せんせい：脳画像を一日中見ている医者．顔面輪郭詐称の大家．あらゆるデメリットにもかかわらず，髭は絶対に剃らない．医師の役割を演じようとしてはいますが，その医学知識は主に興味に基づく．

あいか「あーチーム．チームってことはそこでも社会的視点を求められるのですねー，大変だぁ」
せんせい「共感の話も複雑だけど，協力の話も複雑．協力の話は続編を期待してください！」

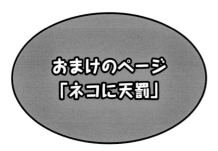

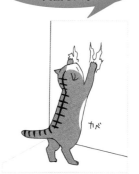

第 6.5 回
医療者の視点に基づく
支援も大事

**おまけのページ
「ネコに天罰」**

罰で人の行動を改めるのは難しい

　講演等でポジティブな行動支援の話をすると必ず聞かれるのが，「しつけとは罰で行うもの」みたいな指摘です．でも残念ながら，社会的行動障害は罰では改善しません．これには固いエビデンスがあると思っておくとよいでしょう．

　問題行動改善が目的であれば，罰を与えてはいけません．また，問題行動の単純な禁止も有効な手ではありません．カリギュラ効果の話を思い出しましょう［第 1 回参照］．たいていは悪化します．罰や禁止で人の行動を改めるのは難しいのです．

　それでもあえて罰で行動を改めようとするなら，前書*で解説した「ネコに天罰」の話を参考にするとよいと思います．

*粳間　剛，他：高次脳機能障害・発達障害・認知症のための邪道な地域支援．三輪書店．2017．

ネコに天罰

ネコは罰でしかしつけることができない動物です．それでも，右のような手順を踏まなければ有効な罰になりません．

このような罰が有効になる条件（下線部）を，人間を相手にしてクリアするのは至難の技です（ほぼ無理です）．

（倫理の話は別として）人間の行動を罰で改善させ難いのは，有効な罰を行うのが難しいからなのです．

**罰が有効になる
条件とは？**

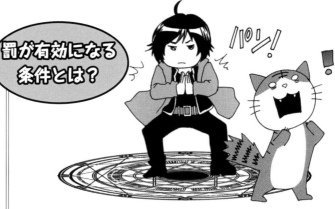

・問題行動をしている時に（遅延なく）

・気付かれないように（罰を予期させる信号なしに）

ネコだまし*をすると，問題行動の動作が中断される．結果として目的が達成されず問題行動が減る（負の強化）．［*ネコにとって大きな音は罰になる］

文章で
総復習編

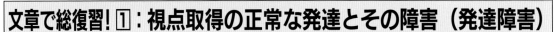

邪道な 地域支援養成講座

原作：粳間　剛（医師・医学博士，一般社団法人 iADL 代表理事），まんが：仙道ますみ

文章で総復習！ ①：視点取得の正常な発達とその障害（発達障害）

　漫画編では共感機能を中心に，社会性に関わる脳機能を主に解説してきました．いろいろな脳機能が出てきたので，ひとつにまとめてほしい！　と思う人がいるかもしれません．あえてひとつの話にまとめて理解するなら，視点取得を中心にするとよいと思います．視点取得は複合的な機能で，その成長（老化）過程でほかの共感機能の話が出てきます．総復習にはもってこい！　というわけで，本書のここから先は文章で視点取得の話を中心に総まとめをします！

視点取得の成長・発達，ざっくり総復習[1]

　我々ヒトはさまざまな視点でモノを見て，考える事ができます．自分はこう思うけれど，母親ならこう考えるだろうし，社会人としてならこう考えるだろう…といったように．さまざまな視点に切り替えられるからこそ，われわれは社会生活を円満に営む事ができます．

　成長・発達過程において，このようなさまざまな視点を得ることを，（社会的な）視点取得と言います（[social] perspective taking）[2]～[4]．未就学児は「自分の目」しかもっていませんが，小学校低・中学年頃にはその目に共感性が伴うようになり，小学校中・高学年頃には「（目の前にいる）相手の目」からも物事が見えるようになります．こうして，「自分が好きなものは相手も好き」としか考えられない自己中心的な思考の子どもが，目の前にいる相手が考えていることが自分とは異なる事に気付き，相手の気持ちを察するように成長するようになります．中学生頃には，「（目の前にいない）第三者の目」からも物事が見えるようになってきます．その場にいない人の考えも，「〇〇さんならこう思うだろう」とわかるからこそ，旅先から相手の喜ぶお土産を選べるようになるのです．高校生頃には，「社会の目」で物事が見えるようになってきます．こうして，「社会人ならこうするだろう」「看護師長の立場ならこうするだろう」と，相手の社会的立場からの考えを察することもできる大人になっていくのです．

　この視点取得の正常な成長・発達には，①注意 ②感情 ③記憶（体験と知識）を他者と共有することが欠かせません．発達障害では，これら基礎的な認知機能を他者と共有する能力が障害されており，結果として，視点取得が困難になります．というわけで，①注意 ②感情 ③記憶の"共有"という観点から順番に，漫画編の内容を文章で総復習してみましょう．

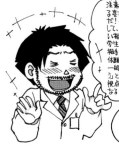

注意と感情と記憶（体験）を共有したい衝動は，共有する喜びが，「他者と共感する体験」を増やしていくんだ！　これが小学生頃のレベル2までの視点取得．そして，「〇〇君ならこうするだろう」と，「その場にいない相手」とも正しく意図を共有できるようになるのが中学生頃のレベル3の視点取得だが「体験を共有した相手」に限る．レベル4の視点取得は高校生以上で，体験ではなく知識の共有によって，会ったことのない一般的な他人，例えば，「イエスならこう考えるだろう」とか，「社会人ならこう考えるだろう」とか，社会の視点を共有することで赤の他人とも協力出来るようになるんだよ！

へ―そうなんですか
（棒読み）
師長さん喜びそうな話～

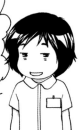

視点取得の
ざっくりまとめ漫画は
第4.5回参照

1. 注意の共有―共同注意（生後 10 か月頃～）[1]

　視点取得の成長に必要な共有機能のうち，最初に発達してくるのは注意の共有機能こと，共同注意です（生後 10 か月頃～）．共同注意とは，「他者と注意を共有する行動」のことで[2]，相手の注意（何を気にしているか）に気づき，その思いが共有できるようにお互い気を使いあうようなこと．共同注意は他者との協力に欠かせません．そして，視点取得能力の成長にも大きく関わります．

　共同注意はよく三角形の図（三項関係）で説明されます．この三項関係を理解するには，『星の王子様』の作者であるデグジュベリの名言「愛するとは互いに見つめ合うことでなく同じ方向を見つめることだ」を引き合いにだすとよいでしょう．

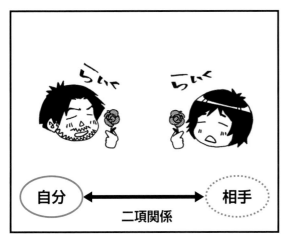
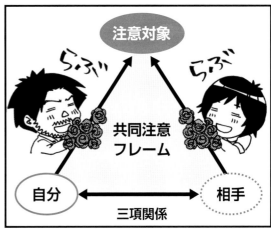

　デグジュベリの言うような「お互いに見つめあう関係」は，二項関係（上図左）と呼ばれます．これは，自分と相手がいて，「お互いに注意を向けあう関係」ですね．「貴方のことしか見えない」みたいな歌詞がラブソングにはよく出てきますが，若い恋人同士なんかはこんな二項関係になっていそうです．

　この自分と相手の二点だけの関係から，「（二人が）同じ方向を見つめる関係」になるには，もう 1 点，二人の共通の注意対象になるものが必要です．この共通の注意対象を二項関係に加えた三点の関係は三項関係と言われます（上図右）．注意を共有するとは，この三項関係を作ることに他なりません．

　例えば，「子はかすがい」とはよく言ったもので，お互いに見つめあうだけではなく，子どものほうへ向かって（子どもを注意対象として），同じ方向を見つめている（注意を共有している）ならば，関係性はきっと磐石になるでしょう．（子どもを介した）家族の絆とでもいいましょうか．共同注意フレームの形成は共感の礎であり，これを愛の定義とするとはデグジュベリも粋ですよね．

　三項関係では，お互いに向けた注意のベクトルが三角形の底辺になり，共通の注意対象に向けた注意のベクトルが残りの二辺になります．こうして作られる三角形が，共同注意フレームと呼ばれるものです（上図右）[2]．

他者との注意の共有ができるようになりはじめるのは生後9～12か月頃[2)] とされます．例えば，泣かずに欲しい物を指す（9～15か月），検査者とボール遊び（10～16か月）等の動作は，日本版デンバー式発達スクリーニング検査改訂版[5)] で用いられる動作ですが，これらの動作は，他者と注意を共有しなければできません．

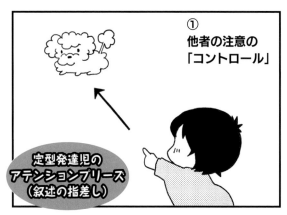
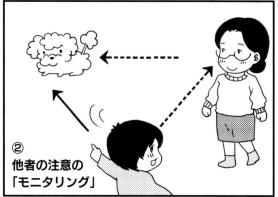

①他者の注意の「コントロール」

定型発達児のアテンションプリーズ（叙述の指差し）

②他者の注意の「モニタリング」

　12か月頃から乳児に見られる，相手に注目してほしいものを指差す動作は，注意を共有したいmotivationの表れと言われています[2)]．この指差しは，「プリーズ○○」ではなく，「アテンションプリーズ○○」なのです（前者を命令的共同注意，後者を叙述的共同注意という[2)]）．この「アテンションプリーズ」に対して，大人が単に指差された対象を見たり，幼児を見たりするだけでは乳児は満足しません[2)]．大人が指差しされた対象を見て，乳児を見て，ポジティブな言葉をかけて，はじめて乳児は満足します[2)]．他者と注意を共有する事を喜ぶのです．上図の乳児の動作も，犬が欲しいという「命令の指差し」ではなく，犬に注意を向けてほしい「叙述の指差し」です．このようなアテンションプリーズの指差しでは，お母さんの注意（の方向）を確認するために，乳児はお母さんの目を見てきます．指は注意対象を指しますが，視線は相手の目に向けるのです（上図右）．

■ 共同注意を開始しようとしない自閉症スペクトラム障害

　一方で，自閉症スペクトラム障害（以下，ASD）では，この「アテンションプリーズ（叙述的共同注意の開始）」の出現が遅れるか，全く出現しません[2)]．相手に注目してほしいものを指差したり，見せたりして，他者との注意の共有を求める行動が非常に少なく，また，他者から注意の共有を求められても反応に乏しいのです．このように，他者と注意を共有する事を喜んでいるようには見えないのがASDの特徴です（特に，共同注意を開始しようとしないことが，ASDの障害特性とされる）．「見て見て見て！聞いて聞いて聞いて！」が少ないのです．

　ちなみに，ASD児でも指差しはするが，アテンションプリーズではなく，プリーズ○○（命令の指差し）であることが多い．右図の例では，カレーに注意を向けてほしいのではなく，カレーが欲しいのである．

　このような命令の指差しでは，叙述の指差しよりも相手の視線を追う振り返りが少ないのが特徴である．他者と注意を共有したい衝動が乏しいことは，他者の注意のモニタリングの欠如（＝相手の目を見ない，視線が合わない）につながる．

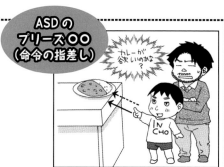

ASDのプリーズ○○（命令の指差し）

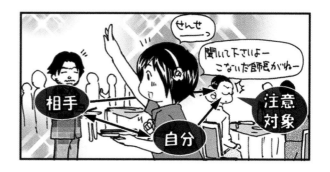

　定型発達例では，他者と注意を共有したい衝動と喜びがあり，共同注意フレームの三角形を作りたがります．それは大人になっても変わらず，「見て見て見て！聞いて聞いて聞いて！」は大人もやるでしょ？ このような注意を共有するための行動が，お互いの協力や共感性の礎になり，ひいては，社会的コミュニケーション能力につながります．

　定型発達児者であれば，1歳頃から他者と注意を共有したい衝動と，注意を共有する喜びが芽生えはじめます．でも，他者が自分と注意を共有して喜んでいるのか？ それはまだ気付かないお年頃です．自分の好きなものを他者に与えようとするさま（これも注意を共有する意味合いがあります）は，3～6歳頃から見られます．でも，相手が喜ぶものを与えられるようになるのはまだずっと先になってからです．この年頃の子どもの視点は，自己中心的で，「一人称しかない」状態．視点取得のレベルでは，レベル0にあたります．

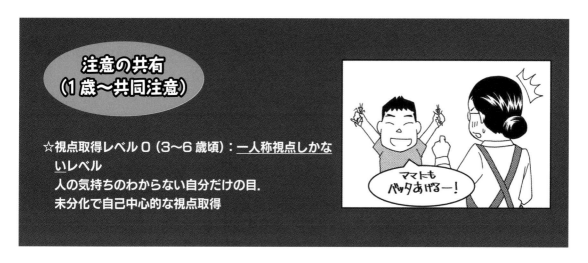

　3～6歳頃の最初期の未分化な視点取得（レベル0：自己中心的段階）[3] [4] では，自分の視点と他者の視点は同じだと思っています．レベル0の視点取得能力では，「自分が好きなものは相手も同じように好き」と思うから，この年頃の子どもは，自分の好きなものを人にあげるのです．相手の視点はまだもっていません．

　共同注意は1歳を過ぎた頃からできますが，他者の視点から物事を眺める能力の成長はこれより大きく遅れます．共同注意ができるだけでは，視点取得はできるようにならないのです．視点取得は共同注意に関わる機能よりももっと高次の，複合的な認知機能です．

　目の前の相手（二人称）の視点や，その場にいない誰か（三人称）の視点を取得できるレベルに至るには，感情の共有能力などの，その他の認知機能の発達も必要になってきます．

2. 感情の共有（情動の伝染：5歳頃～）[1]

■ 共感は体から体へと体感が伝わること

普通に共感と言えば，「感情の共有」のことだと思う人が多いと思います．では，感情の共有とは一体どういうことなのでしょう？実は近年，「共感は，本当に体から体へと体感が伝わることである」とわかってきています[6]～[12]．

例えば，定型発達した成人には，他者の表情を瞬間的にまねる反応が見られます（表情模倣反応：rapid facial mimicry／emotional facial mimicry）[6][7][13]．そして，この反応はASDの成人には見られにくいとされます[6]．この表情模倣反応は無意識の反射で，意識では自覚できないほどの短時間（例えば0.03秒とか[7]！）で他者の表情を見せても顔の物マネが起こります．このような物真似が，共感によって他者の感情状態を理解するためには極めて重要になります．例えば，ボトックスを使って表情筋を麻痺させてしまうと，この表情模倣反応が出づらくなり，他人の感情を読み取る能力は低下します[13]．

■ 表情模倣反応（rapid facial mimicry）のイメージ映像（スロー再生）[この話の詳細は38～39頁参照]

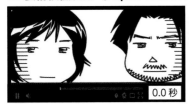 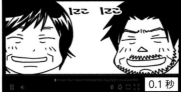 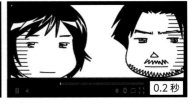

■ ボトックスで表情筋を麻痺させると表情模倣反応はどうなるか？（スロー再生）[この話の詳細は38～39頁参照]

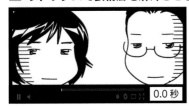 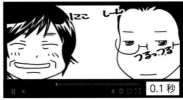 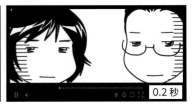

前書[14]で，「感情が表情を生む」方向だけでなく，「表情が感情を生む」方向の因果関係もあるという事を書きました．これと同じように，「共感が同じ表情（運動模倣）を生む」方向だけでなく，「同じ表情（運動模倣）が共感を生む」方向の因果関係も存在するのです．「悲しいから泣く」のと「泣くから悲しい」はどちらも正しいですが[14]，悲しくて泣いている人に最も共感するには，自分もその姿を見て同じように泣くことです．そうすれば，本当に，感情を共有できる（少なくとも同じ体感を経験できる）のですから．無意識の物真似反応があれば，本当に感情を共有できます．

この鏡のような共感能力は，mirroringなどと呼ばれます[15]．共感のやり方には，様子や状況から相手の感情を推測するやり方（simulation）もありますが，mirroringとsimulationは，明らかに異なります．mirroringでは，上に述べたように，「本当に体から体へと体感が伝わる」のです．mirroringにもいろいろありますが，特に，他者の情動状態が観察者に伝わる現象（およびそのための能力）を，「情動の伝染」と呼びます．

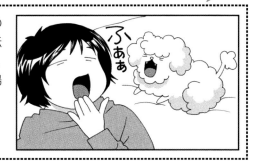

情動の伝染（自律神経模倣）の例としては，あくびの伝染が一番わかりやすくかつ有名．他にも，恐怖の伝染もあるし，緊張や不安，痛みやストレス，咳や涙，瞬き，呼吸数や脈拍などに至るまで，自律神経は共鳴する．ホルモンレベルや脳活動も共鳴する．

　他者の感情に対して，自分も感情的に反応する事は生まれたときからできます（新生児は他の新生児の泣き声を聞いて泣き出す[6]，あやすとニッコリ（にっこり）することが2か月頃の正常発達の目安と筆者も習いました[5]）．一方で，物真似ができるようになるのは生後半年以降で，発音を真似る（7～13か月），家事をまねる（11～16か月）などが見られてきます[5]．しかし，情動の伝染の証たる「あくびの伝染」は5歳までは見られず小児期に増えていきます[6]．そして，あくびの伝染は，ASDでは見られないとされます[6]．あくび以外にも，他者の咳の音を聞いていたらのどがムズムズしてくることなどが，自覚的にわかりやすい，情動が伝染する例でしょう[12]．

　科学的に情動の伝染が本当に存在していることの証明によく用いられるのは，共感している同士で，ホルモンの連動を調べることです[11][12][16]～[18]．例えば，緊張している話者のスピーチを聞いていると聴衆も緊張し，リラックスした話者のスピーチを聞くと聴衆もリラックスします[12][18]．この話者と聴衆の両方で，唾液中ストレスホルモン（コルチゾール）の濃度は共鳴します[12][18]．緊張した話者と聴衆はどちらもストレスホルモン濃度が高く，リラックスした話者と聴衆はどちらもストレスホルモン濃度が低くなります．情動の伝染が起きている同士は，ホルモンが連動して動くのです[12]．

　同様のホルモン連動を調べる手法は，犬と飼い主の長期的な情動伝染を調べる研究[16]や，動物同士の情動伝染を調べる研究[17]等にも用いられています（「第2.5回」参照）．他にも，「国内ではクセヤミ等，海外では couvade（擬娩）症候群と呼ばれる，妻の妊娠中に見られる「男のつわり」のような症状の背景にも，夫婦のホルモンの連動（coupling）が見られるという研究報告[11]」があります（下図，「第2回」参照）．

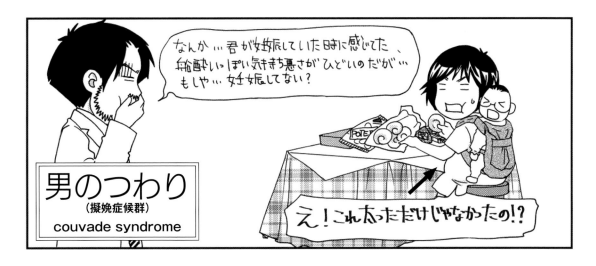

男のつわり
（擬娩症候群）
couvade syndrome

どのようにして，ある人（sender）の自律神経反応が，他者（receiver）の脳に伝わり，receiver の体にも sender 同様の変化を引き起こすのか，そのメカニズムも近年多くのことがわかってきています[8]〜[10]．自律神経の共有の背景には，脳の共鳴とも言うべき現象があります．本物の他者のあくび（yawning）を見たときと，あくびの真似（gape）を見たときの脳の反応は異なり，本物の他者のあくびにしか反応しない領域（腹内側前頭前野）[9]は自律神経反応の共有に関わる領域とされます[8][9]．また，痛みを与えられたパートナーの痛みに対する共感の正確さは，二人の脳波が同じ反応をする程度（brain-to-brain coupling）と相関していた…なんて研究[10]もあります．

このような証拠がたくさん集まって，「われわれが，親しい人と，互いの脳を介して，本当に自律神経反応を共有している」ということがわかってきたのです（これを平たく言うと，「共感は，本当に体から体へと体感が伝わることである」という表現になると）．今では，下図のように，どのような脳領域が情動の伝染に関わっているのか？ なんてこともある程度あたりがつけられています[8]．

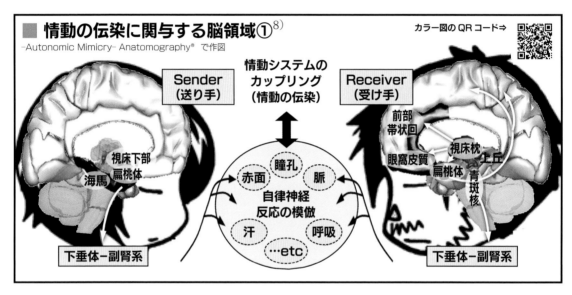

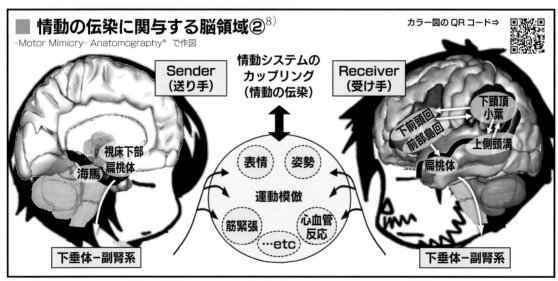

　ん？　情動伝染の脳の解説図が2種類ある？　漫画編の「第2回」をよく読んでくれた方は違和感をもたれたかもしれません．実は，漫画編の「第2回」では自律神経の共鳴に関わる脳領域しか解説していませんでしたが，自律神経反応の模倣（autonomic mimicry）だけでなく，運動模倣（motor mimicry）も，情動伝染の重要なルートなので，ここでは運動模倣の神経解剖も加えています．

　反射的な模倣は自律神経以外でもおこります．例えば「人の動きにつられる」「相手の癖がうつる」なども情動伝染の一種ですが，自律神経模倣ではなく，運動模倣です[6)7)8)13)]．話をしている相手が腕組みをしたら自分も知らぬ間に腕組みをしていた…なんてことが一度はあるはず．表情（顔の運動）も伝染します．本項のはじめにあげたイラスト（表情模倣反射）も運動模倣です．瞬きも伝染します．目の前の相手と声の大きさや話す速さなども知らず知らず伝染しますがアレも運動模倣です．このようなその場だけの運動の伝染もあれば，「癖がうつる」「方言がうつる[19)]」のように永続する伝染もあります．夫婦の顔は本当に似てくるなんて報告[20)]もあります．

　ここでは深く述べませんが，運動模倣もいろいろと面白いので興味ある方はぜひおまけのページ（38頁）をご参照ください．運動模倣も自律神経模倣と同様に，感情の共有に重要です．われわれは自律神経反応や運動システムの活動を共鳴させることで，本当に他者と同じ情動体験を再現する機能をもっています．

　これら，情動の伝染に関わる種々の機能の発達によって，他者と体感を共有できるようになると，他人の感情を体で感じる事ができるようになります．6〜7歳頃には，体で感じた他人の感情を主観的に判断できるようになります（視点取得のレベル1：主観的段階）[2)3)]．そうなると，自分の視点から他者の思考や行動について考えられるようになります．例えば，自分と相手が，共同注意によって注意対象を共有している時も（同じものを気にしている時も），感情的な体験を共有していない（同じように感じていない）ことがあることに気付けたり（下のイラストのようなシチュエーション）．こうした体験が，他者の視点が自分と異なる事に気付くきっかけになります．

　そして，8〜11歳頃には，相手の視点から自分の考えや行動について考えられるようになります（視点取得のレベル2：二人称相応的段階）[2)3)]．こうして小学生頃には，「相手の視点」を獲得するのです．

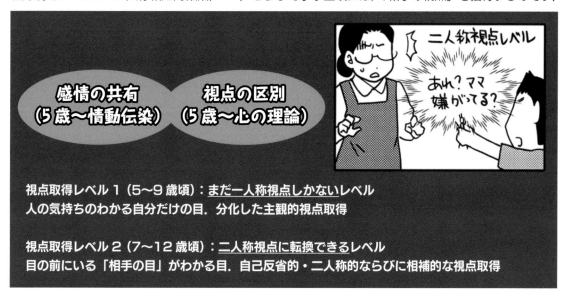

視点取得レベル1（5〜9歳頃）：まだ一人称視点しかないレベル
人の気持ちのわかる自分だけの目．分化した主観的視点取得

視点取得レベル2（7〜12歳頃）：二人称視点に転換できるレベル
目の前にいる「相手の目」がわかる目．自己反省的・二人称的ならびに相補的な視点取得

■ 自他の区別 —心の理論（5歳頃〜）

　情動の伝染の確立は，「自分の視点と他人の視点が異なること」に気付くきっかけになります．この気付きからはさらに，「人はみなそれぞれ，自分のココロをもっている」という認識も派生してきます（5歳頃〜）．ただし，科学の世界では，「人にはココロがある」なんて表現はしません．ココロが存在しているかどうかなんて，科学では証明できないからです[21]．その代わり，「心の理論」という表現を科学では使います．　人にココロがあるのかなんて本当は確認できないはずなのに，「人はみなそれぞれ，自分のココロをもっている」という謎の確信をほとんどの人がもっています．この謎の確信の根拠になる，めいめいがもつ独自理論を総称して，科学の世界では「心の理論 theory of mind」と呼びます．

　科学ではココロの存在を認めないのに心の理論を認めるってのはどういうこと？　大変ごもっともな疑問です．なので，ここであえて「ココロの存在」の証明を試みてみましょう．思考実験です．人とロボットの対比がわかりやすいと思います．ロボットの行動は全てプログラムされたものですから，「ココロはない」ということで同意できる存在でしょう．人にはココロがあってロボットにはココロがないことを証明してみてください．あなたならどうしますか？

　おそらくあなたは，ロボットにいろいろ質問してみたり，表情や行動などの様子を見たりして，ココロの有無を判断しようとするでしょう．でも，ロボットの CPU には，情動の伝染を含めた人の認知機能の全てが完全にインストールされているものとします．本書で解説してきた共感機能をカンペキに再現するロボットです．あなたが恐怖を感じれば，その恐怖に関連した自律神経反応や表情・しぐさを瞬時に検出し，汗をかいたり青ざめたりすくんだりするロボットです．さぁ…どうやって人間とまったく同じようにふるまうロボットにココロがないことを証明しますか？

　なお，見た目ではまったく人と区別できないくらい精巧な，完全に有機的なロボットだとします．MRI とか撮って中身を見ようとしても人間と区別できないからやっても無駄ですよー．

　こんなロボットがいたとして，ココロの不在証明のやり方，思いつきますかね？　ちなみに，ホンモノの人間に同じテストをやったとしても結果は同じです．ホンモノの人間の脳には，本書で解説してきた共感機能が備わっているので，あなたが恐怖を感じれば，その恐怖に関連した自律神経反応や表情・しぐさを瞬時に検出し，汗をかいたり青ざめたりすくんだりします．このカンペキロボットと同じように，MRI を撮れば人間であることはわかるでしょう．このカンペキロボットと同じように，結局，人とカンペキロボットの見分け方はわからないと思います．私にもわかりません．

　実は，皆さんにこの思考実験をやってもらったのは，人にココロがあるのかどうか証明するためではありません．「あなたが他人のココロの存在をどうやって確かめようとするのか？」，そのやり方や考え方を実感してもらいたかったからです．あなたなりのテストのやり方があり，同時に，あなたなりのココロに対する考えがあるのが確認できたでしょう？　そして，あなたと同じように，人はそれぞれ，他人のココロ（の有無）をテストするための独自の理論をもっています．それこそが心の理論です．

　ココロテストのやり方は人それぞれあれど，なんらかのココロテストをもっているならば，ココロテストの根拠になりうる心の理論をもっているということです．心の理論の存在証明は以上です．ココロの証明はできませんでしたが，心の理論の存在の証明はできましたね！　こんな事情もあって，科学の世界では，「人にはココロがある」と表現せず，「人には心の理論がある」という表現を使うのです．

　「人はみなそれぞれ，自分のココロをもっている」という認識がはっきり確認できるのは5歳頃からです．これは情動の伝染が確立し，人と自分で感じていることが違う（別々の感情をもっている）ことが実感できる年頃と同じころです．でも，周りから見て，心の理論の確立がもっとわかりやすい例は，「自分と他人で知っていることが違うことの認識」の芽生えでしょう．この芽生えは下のような課題（誤信念課題）で確かめることができます（「第5回」も参照）．

　漫画を読めば，あいかちゃんのおにぎりはテーブル下に落ちているものであることはわかります（3歳児でもわかる）．でも，あいかちゃんがテーブル上のおにぎりを選ぶだろうこと（なぜならあいかちゃんはテーブルの下に自分のおにぎりが落ちたことを知らないから）を予想できるようになるのは，自分と他人で知っていることが違うことの認識ができる，5歳頃からです．

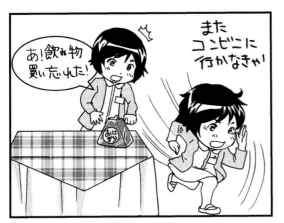
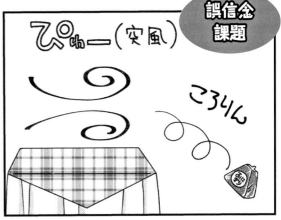
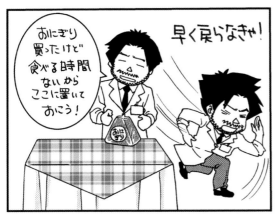
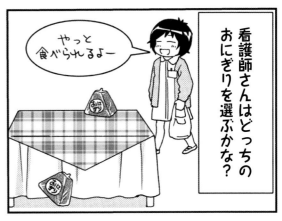

　さて，文章で復習編では「認知の共有機能」に注目して解説していますが，心の理論は人と自分の違いの認識なんだから，むしろ，共有の話ではなく区別の話ですよね．まったくもってそのとおりです．心の理論は共感に関わるけど，認知の共有機能ではなく区別機能と捉えておくとよく整理されると思います．

　もちろん心の理論には共有に関わる側面もあって，「第5.5回」で解説した再帰構造・入れ子構造（マトリョーシカ）の話は共有の話ですが，話が脱線するのでここでは一旦おいておきます（気になる方は「第5.5回」へGo！）．

3. 記憶（体験と知識）の共有[1]

　ここからは記憶の共有の話に基づく視点取得の話になります．ここで共有される記憶とは，体験（エピソード記憶）と，知識（意味記憶）の2種類です．また，ワーキングメモリーも視点取得能力に関わってきます．ここではそれぞれ整理して論じましょう．まずは体験の共有の話から．

（1）体験（エピソード記憶）の共有

■ 体験（エピソード記憶）を共有する

　共同注意と情動伝染の両方が確立する年頃（5歳頃〜）は，集団行動を好むようになってくる年頃でもあります．というのも，注意と感情を共有したい衝動と共有する喜びの獲得は，集団行動を動機付けるからです[12]．こうして，他者と体験（エピソード記憶）を共有する機会が増え，その記憶が蓄積されていきます．注意と感情を他者と共有した体験の記憶です．この種の記憶の蓄積が，その場にいない第三者の視点（三人称視点）を取得するための礎になります．

　三人称視点をもつということは，その場にいない誰か（例えばAさん）の視点を用いて，「Aさんならこう考えるだろう，こう感じるだろう」…のように予測できるようになる事ですが，これができるようになるためには，Aさんとの体験の共有が必要なのは自明でしょう？

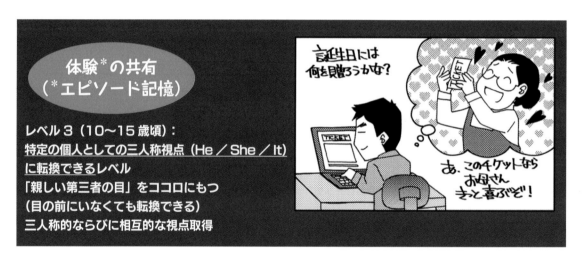

　二人称視点レベル（目の前の相手の視点がわかる）の視点取得能力があれば，何度も何度もAさんと接することで（体験を共有することで），Aさんの三人称視点もいずれもてるようになります．Aさんと共有した体験が十分多いのであれば，その記憶に注意を向ければ，Aさんがその場にいなくても，「Aさんならこう考えるだろう，こう感じるだろう」みたいなことがわかるようになるのです．

　このように，「（誰かと共有した体験の）記憶に注意を向ければ，その誰かの視点を再現できる能力」が三人称視点レベルの視点取得能力です．「誰かの視点をココロの中にもつ能力」…のように言い換えたほうがわかりやすいかな？いずれの表現を好むにせよ，誰かの視点をもつにはその誰かについてよく知っている必要があります．ただし，誰かに関する知識（意味記憶）がたくさんあるだけではダメで，その人と体験を共有していることが必要です．もっと言うと，注意と感情を共有した体験を，たくさん共有している必要があります．

「注意と感情を共有した体験を，たくさん共有している相手」となると，ある程度親しい人間だけになると思います．というわけで，ある程度親しい相手に対してしか，第三者視点はもてません．第三者視点レベルの視点取得能力に至れているかどうかの判断は，あくまで「親しい第三者の目をココロにもてているかどうか？」で判断して下さい．親しくない人の視点を予想できなくても，異常ではありません．例えば，（たいして親しくないけど）気になるあの娘に自作のポエムを送るのはセーフです（滝汗）．家族が喜ぶお土産を旅先から買って来られれば OK です．

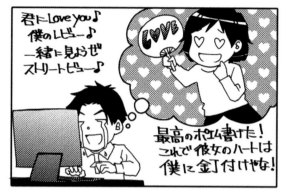

■ 共有した体験（エピソード記憶）に注意を向ける

さて，三人称視点をもつうえで，体験の共有が重要なことは理解できたと思いますが，それと同じくらい重要なモノがあります．それは，ワーキングメモリーです．繰り返しますが，三人称レベルの視点取得能力は，「（誰かと共有した体験の）記憶に注意を向ければ，その誰かの視点を再現できる能力」です．このレベル以上の視点は全て，記憶に注意を向ける事によって成り立ちます．この，記憶に注意を向ける能力が内向き注意こと，ワーキングメモリーでしたね！（「第 1 回」参照）．ワーキングメモリーが十分使えることも，三人称視点レベル以上には必須の要素です．

■ ワーキングメモリー（≒内向き注意）の種類 （「第 1 回」・「第 1.5 回」参照）

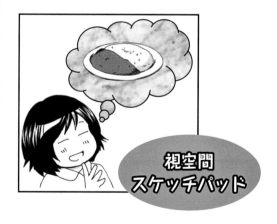

視空間スケッチパッド

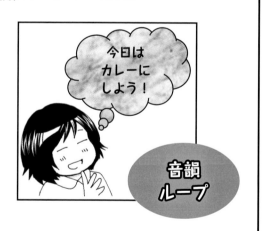

音韻ループ

このモヤモヤもワーキングメモリー

ココロの中のお母さん（の視点）は，（お母さんと共有した体験の）記憶に注意を向けることによって生まれる．この，記憶に注意を向ける能力が内向き注意こと，ワーキングメモリー．

ワーキングメモリーは三人称視点レベル以上の視点取得に必須の能力である．

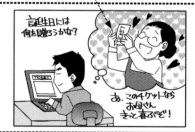

ワーキングメモリーに機能障害をもつ注意欠如・多動症（以下，ADHD）では，三人称視点を取ることが特に困難です．三人称視点は，記憶の中の他者の視点に注意を向ける作業ですから，多大なワーキングメモリーを使う必要があり，注意機能が障害されていると困難になります．実際に，ADHDでは，他者の視点が使われにくいことがわかっています（視点取得の獲得レベルが低いことも，視点取得が遅れることもある）[22]．「ADHDは，それぞれの視点に注意を向ける事が困難である」と理解するとよいでしょう．

　ADHDに限らず，注意資源が減るような病態であれば同様に，視点取得能力は低下します．例えば，「第1.5回」に挙げたような，老化・高次脳機能障害・認知症・うつ病・統合失調症などでは注意資源が枯渇するので，ワーキングメモリーの容量も減り，視点取得能力は低下します[14][23]（123頁も参照）．もちろん，定型発達児・者でも，ワーキングメモリーを使う余裕がないときは，三人称視点レベルの視点取得は困難です．例えば，ものすごく疲れているときとか，注意資源が別のことに割かれているときとか（悩んでいるときなど）．他人の考えやキモチを考慮する余裕がないときなんて…誰にでもあるでしょう？（私はしょっちゅうあります）．視点取得能力の低下は，発達障害に限ったことではないことで，誰にだって起こりうるのです．

　ちなみにASDも三人称視点レベルの視点取得は困難です．ただしそうなる理由は，ワーキングメモリーの問題というよりも，「注意と感情を他者と共有した体験が不足しているから」と考えるとよいでしょう．記憶能力の問題ではなく，注意や感情を共有する問題のせいで，例え他者と同じ時間を過ごしても，同じ体験をできていない．左様にして，ASDはうまく他者と体験を共有できないから三人称視点レベルの視点取得が難しいのです．

　そして，体験を共有できていない相手の視点を取得するのが難しいのは，定型発達児・者でも同じです．あくまで，親しい相手（≒注意や感情を共有した，同じ体験をもっているだろう相手）の視点を取得できているかどうかで，三人称視点レベルの視点取得能力を獲得できているか確認して下さい．旅先から，家族の喜ぶお土産を自分で考えて買ってこれているならまず大丈夫．外来場面等で確認するなら，「コレコレこういうときに，お母さんはどうするかな？」なんて類の質問をしてもいいと思います．

　ここで挙げたような，記憶に注意を向ける機能や，他者との体験の共有に問題がなければ，視点取得のレベル3：三人称的段階（12〜14歳）である「第三者の視点をとること・自分を客観的に見ること」[2][3]に至ることができます．中学生頃には「親しい第三者の目をココロの中にもつ段階」になる，と覚えておくとよいでしょう．

（2）ワーキングメモリーは共有できる？

　さて，ここでちょっと脱線して…またワーキングメモリーの話をしましょう．ワーキングメモリーは他者と共有できますか？　ワーキングメモリーは，「いま注意が向いている記憶」であり，いま考えている内容そのものです．いまあなたが考えている内容を他者と共有できますか？　もしできたらエスパーですね．

　「ワーキングメモリーを他者と共有できるか？」という疑問に対する答えは，基本ノー，例外的にイエスです．共有できるのは，言語ワーキングメモリー（≒音韻ループ）の内容と，なんらかの言語ワーキングメモリーに変換できる内容だけです．その他のワーキングメモリーの内容は他者とうまく共有で

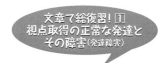

きません．

　例えば，「第1回」に出てきたレーズンのエクササイズの感想（下に再掲）のうち，その内容を他者に伝えることができて，かつ，他者と共有できるのは，言語ワーキングメモリーである「まるでエーゲ海の黒真珠や～！」の部分だけです．下のイラストのような頭の中のイメージとして浮かんでいる心象風景（エーゲ海の風景やアコヤガイと黒真珠，叫ぶ彦○呂など）の映像情報は，他人に伝えることが容易ではありません．よっぽど絵がうまいとかじゃないと正確に伝えられない．青い空と海，白い建物…とか，言葉で描写することもある程度できますが，全く同じイメージを相手と共有することは無理です．

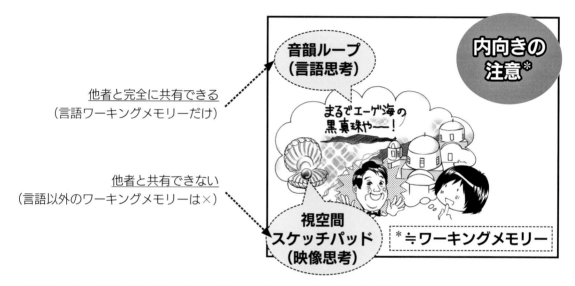

　言語ワーキングメモリーは，その内容をそのまま口に出せば他者と共有できます．つまり，<u>言葉で考えた内容は他人と共有できる</u>のです．もし仮に，100％言葉だけで考える人が存在したなら，言葉だけで考える人同士であれば，思考内容を100％共有できることはありえます．言語ワーキングメモリーの内容は他者と共有できなくはないのです．

　反面，その他のワーキングメモリーの共有は基本的には無理です[14]．例えば，本書で解説したもう一つのメジャーなワーキングメモリーである視覚ワーキングメモリー（≒視空間スケッチパッド）の内容は，他者とはうまく共有できません．頭の中のイメージは共有できないでしょう？ 相手の心象風景を見ることはできません．「昨日見た夕日の色は赤かった」なんて，頭の中のイメージを言語で表現することはできても，頭の中に浮かんでいる夕日の色を直接相手に伝える手段はないでしょう？ 絵を書いて表現しようとしても，再現度が低いでしょう？

　そして，視覚以外のワーキングメモリーでも，内容の共有は困難です．「昨日食べたカレーは美味しかった」なんて，言語で表現することはできても，いま追体験されている昨日のカレーの味の記憶（味覚ワーキングメモリー？）を相手にそのまま伝えるすべはありません．

　ワーキングメモリーの内容のうち，本当に相手と共有できるのは「言語ワーキングメモリー部分（と，言語ワーキングメモリーに変換できる部分）」だけです．言葉で表現できる内容だけが，例外的に他者と共有できるのです．

（3）知識（意味記憶）の共有[1]

　ここから先は記憶は記憶でも，意味記憶がベースになる視点のお話になります．まずは意味記憶について簡単に説明をします．

　意味記憶は知識に相当する記憶で，モノの概念に関する記憶です．意味記憶は同じような経験の繰り返しによって形成されていきます．例えば，自分のお父さんを見る，いとこのお父さんを見る，隣の家のお父さんを見る，友達のお父さんを見る…のように，いろいろなお父さんを見ていると，お父さんとはどのようなものなのか？ その概念が頭の中に形成されていきます（こうしてできた父の概念が意味記憶にあたります）．

　概念は"○○のイメージ"とか"○○像"と言ったほうがわかりやすいかもしれません（※注）．"父のイメージ"とか，"一般的な父像"とか．こういった，概念上のモノの視点を取得できる段階が「一般化された段階[2][3]」です．看護師の視点とか，医療者の視点とか，○○障害の視点とか．

　この段階は,「一般的他者（社会システム）の視点を取ること」[2][3]なんて説明がなされたりもします．社会システムを社会的立場とか社会的役割と言い換えると，よりわかりやすいでしょう．「父親（の立場の人）なら一般的にこうするだろう」「看護師長（の立場）だったら普通こうするだろう」「社会人ならこうするだろう」といったような，「社会的立場（役割）に立って考える」ことができるようになるのが視点取得のレベル4段階です．

　なお，その社会的立場（役割）にある人の考えを予想するだけでなく，自分がその社会的立場（役割）として振舞えるかどうかも含めて，レベル4です．「自分は父親（の立場）だからこうしよう」「自分は看護師長（の立場）だから普通こうするだろう」「自分は社会人だからこうするべきだ」のように．

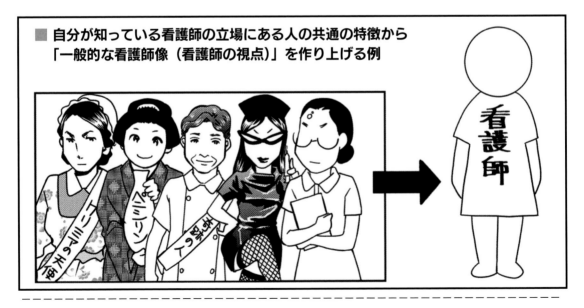

（※注：ここでいう"イメージ"は概念のこと．前頁で述べた視覚ワーキングメモリーが関わる心象風景・頭の中の映像とは違う意味なので注意）

　あれ，でもこれって記憶の"共有"の話じゃなくない？　と思った方もいたかもしれません．ご名答です．実は，前述したような自分の頭の中で概念を形成してレベル4に至るルート以外にも，もうひとつレベル4に至るルートがあります．それは，他者と知識を共有してレベル4に至るルートです．こちらのほうが，「記憶の共有」のニュアンスに近いと思います．

　意味記憶は自身の経験から形成された概念であると同時に，知識でもあります．ある社会的立場（役割）の人の視点を，知識として学ぶことによっても，レベル4の段階には至れます．自分の経験を平均化して概念を形成するルートでも，知識を知識として学ぶルートでも，どちらのルートでもレベル4視点は取得できます．それぞれのルートを相補的なものとして捉えるといいでしょう．

　例えば，記憶の中にある"父たち"に共通の視点の抽出でも，一般的な父の視点に近い視点を取得できますが，その一部には，一般的な「日本人の目」「社会人の目」なども含まれていたりするハズ．そこから，一般的な父の視点だけを抽出するのは，おそらく，自分の体験の再構成だけでは不可能でしょう．また，もし記憶の中にいる"父たち"が一般的な父からかけ離れていたら，その平均の視点も一般的な父の視点からかけ離れてしまったり．そしてそもそも，まったく知らない立場（役割）の人の視点は，自分の経験からはどうがんばっても抽出できません．

　というわけで，このような，自分の経験だけではどうにもならない部分は，「ある社会的立場（役割）の人の視点を知識として学ぶこと」によって補足するしかないのです．例えば，一般的に父とはコレコレこのように考えるもの，一般的な看護師の視点とはコレコレこういうもの，一般的な社会人はこんな感じ，江戸時代の人の視点，欧米人は…のように知識として，直接学ぶのです．

　ここで共有される知識（意味記憶）は，社会全体で共有されるものであり，社会ルールや一般常識にあたります．視点取得のレベル4の段階は，社会ルールや一般常識を学ぶことで社会の目を心にもつ段階と言い換えるとわかりやすいかもしれません．いかにも大人の視点っぽい話ですね．このレベル4段階が，視点取得の最終段階にあたります．

　ちなみに，知識を知識として直接得るルートには，いわゆる共感能力は不要です．レベル3までの視点取得につまづいても，レベル4から再起できます．左様なタイプは社会生活能力の高いASDに多いです．下図左の，「（一般的他者としての）女性の気持ちはわかっても，（個人としての）私の気持ちはわからないのね」の例はまさしくレベル3視点がないのにレベル4視点があるパターンです．こういったことに，注意や感情や体験の共有は不要です（共感が不要）．

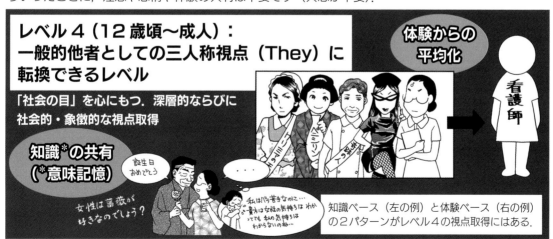

■ その人自身に固有な視点と，社会的立場（役割）ゆえの視点の区別

　レベル４への視点取得能力への到達年齢は 12 歳〜成人の時期で，多くは 15〜18 歳です．ちょうど高校生くらいです．これぐらいの年頃から，親の立場と親の性格の区別がつくような，そんな視点の理解が見られてきます．

　例えば仮に，あなたの父の名前がヒロシだとしましょう．父ヒロシの思考パターン・行動パターンは中学生でも十分読むことができます．「父ヒロシならコレコレこう考えるだろう」といった具合に，それがレベル３の視点取得（三人称視点）でしたね．

　でも，レベル３の視点取得能力だけでは，父ヒロシの思考パターン・行動パターンのうち，どこまでが父としてのものなのか（社会的立場からくるものなのか），どこまでがヒロシとしてのものなのか（ヒロシ個人に固有な何かからくるものなのか），区別することができないのです（前者が親の立場にあたり，後者が親の性格にあたります）．

　父の視点とヒロシの視点を区別するには，社会的立場（役割）の理解が必要です（≒レベル４の視点取得が必要）．読者の皆さんも，どんなに早くても高校生くらいまでは，親の立場と親の性格という，二つの視点の区別ができなかったのではないでしょうか？

　ちなみに，レベル３の視点取得能力があれば，例え父とヒロシのそれぞれの視点の区別がつかなくても，"父ヒロシ"の思考パターン・行動パターンの予測は十分できます．むしろレベル３までしかないほうが予測能力は高いかもしれません．

　レベル３までしかない年頃と言えば中学生ですが，中学生がやる学校の先生の言動・行動の予測は見事なものです（私は学校の先生の物真似が大好きで，先生"あるある"みたいなことをやっていつもふざけてました）．その一方で，先生の事情こと，その社会的立場や役割の部分は，中学生はよくわかっていません（全て性格だと思っていることが多いです）．読者の皆さんも，中学生くらいまでは，親や先生の言動や行動は読めども，すべて性格ゆえと思っていたハズ．

　え？ 大人になった今でもすべて人の発言や行動は性格のせいだと思ってしまう？ そういう人もいるかもしれません．実は，この傾向は「対応バイアス[24)]」や「行為者―観察者バイアス（actor-observer asymmetry）[25)]」などと呼ばれます．バイアスですから勘違いですね．「根本的帰属の誤り（fundamental attribution error）[26)]」なんて呼ばれ方もします．ざっくり，根本的帰属の誤りとは，「人間には，他人の行動を根拠なくその人の種類によって決定されていると見る傾向があり，社会的かつ状況的な影響を軽視しがちになる傾向がある」，という旨を言っています[26)]．

　この勘違い（バイアス）を，視点取得の話で平たく言うと，「人は他人の行動をすべて性格ゆえと思いがち」ということです．気をつけないと，親や先生の行動をすべて性格ゆえと思う中学生のまま大人になるのです．障害がなくとも，視点取得がレベル４段階に達しないことは普通におきるのです．

　そして，根本的帰属の誤りの話にはもう一つ注意すべき点があります．実は，自分に関しては，他人に関してとは，真逆に考えがちなのです．つまり，「人間には，"自分"の行動を根拠なく社会的かつ状況的な影響によって決定されていると見る傾向があり，自分の種類を軽視しがちになる傾向がある」

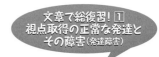

ということ．この傾向は，前述した「"他人"の行動を根拠なくその人の種類によって決定されているとみなし，社会的かつ状況的な影響を軽視しがちになる傾向」とは真逆ですよね．人はこの二つの傾向を同時にもっているのです．平たく言うと，「人は他人の行動をすべて性格ゆえと思いがち」で，「人は自分の行動はすべて状況のせいと思いがち」ということです．これは齟齬の元になりますね．

　さぁ，困りました．中学校の先生は本当に大変です．先生と言う立場（役割）ゆえ，仕方なくやった（と先生は思っている）ことを，性格のせいだと，そう生徒からはみなされるのです．そして，中学生相手だと，先生の立場を考えるように言ってもおそらく無駄です．なぜならほとんどの中学生は視点取得のレベル4段階には至ってないからです．

　アレ？ でもこういうすれ違いって，大人の社会にもありませんか？ 例えば，経営者と言う立場（役割）ゆえ，仕方なくやった（と経営者は思っている）ことを，従業員から性格のせいだとみなされていたりとか．そして，従業員相手に，経営者の視点を考えるように言っても通じなかったり．

　ある人の言動や行動のうち，その人の社会的立場や役割の視点をとってみても説明がつかない部分は，確かにその人に固有な性格由来のモノかもしれません（もちろんそのときだけの事情や状況のせいである可能性もありますが）．でも，先生視点や経営者視点をもっている人（例えば他の先生や他の経営者）から見たら当然の行動なんだとしたら，立場（役割）ゆえではないでしょうか．本当に"あなた"の先生や雇用主の言動・行動は性格由来だったと断言することはできないですよね？

　もちろん性格ゆえか立場（役割）ゆえかなんて，本当のところは誰にもわからないです．人のココロは他者からは見えないので（106頁参照）．そのせいもあってか，実社会ではその行動が性格ゆえか立場（役割）ゆえかはほとんど重視されません．実社会では，「その人の立場（役割）の視点から見て妥当と言える範囲の行動を取っているかどうか？」が重視されます．もっというと，その人の社会的状況の視点から見て妥当と言える範囲の行動を取っているかどうか？ です．

　同じような判断は，例えば司法の場なんてところでも行われます．その人の社会的状況の視点から見て，「仕方がない」ことなのか？ それが重視されます．「第5回」の例（下のイラスト）では，わざと下剤を盛ろうとしたけど実際は砂糖で実害がなかった上段の例（傷害未遂）のほうが，砂糖のつもりだったけど実際は下剤で実害が出た下段の例（過失致傷）より，罪が重いとみなされると説明しましたが，後者の場合は，社会的状況の視点から見て「仕方がない」からだよと見られるからです．

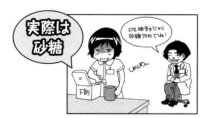
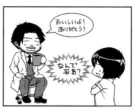
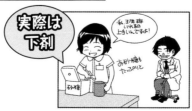
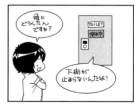

■ レベル4視点のベースとして共有される意味記憶（知識）は「社会全体」で共有されるべきもの

　レベル4視点のベースは意味記憶の共有ですが，ここで共有される意味記憶は「社会ルール」や「一般常識」などの，"社会全体で共有される何か"です．実社会では，「その人の立場（役割）の視点から見て妥当と言える範囲の行動を取っているかどうか？」が重視されると前頁で解説しましたが，こういった判断ができるのも，社会全体で共有する"考え"があるからですよね．

　ですので，レベル4の「その立場（役割）の人の視点」も，社会全体で共有できるものでなくてはなりません．あなた独自の「その立場（役割）の人の視点」というものは社会では認められない．社会全体と共有できないならば，"間違ったイメージ"ということになります．

　"間違ったイメージ"の例をあげるなら，看護師に対する"白衣の天使"が第一に浮かびます．　もし仮に"白衣の天使"というイメージをもってあなたが入院したのだとしたら，おそらく辛い思いをすることになるんじゃないでしょうか？(- -;)．あなたのもつ"白衣の天使"のイメージと実際の看護師さんたちはおそらくかけ離れています．でも，その看護師さんたちが社会ルールとしての「看護師の役割」を全うしていたのなら，あなたが看護師の"間違ったイメージ"をもっていたというだけのことになるのです．でも，こういった齟齬って防げますかね？

　レベル4視点が，本当に「社会ルール」や「一般常識」の共有をベースに作られたモノであれば，"間違ったイメージ"になる心配はあまりないのですが，実際は非常に難しいです．法律に詳しかったり，その立場（役割）に相当詳しかったりしないとわかりません．それに，何が一般常識かなんてわからないじゃないですか．なので，われわれができることはせいぜい"間違ったイメージ"を作らないように気をつけるくらいです．いくつかの注意点を書いておきましょう．

【間違ったイメージを作らないための注意点】

　第一に，あなたの体験だけがベースになっている"イメージ"はあやしいときがあるので注意です．例えば，先生（教師）の視点をあなたの知っている"先生たち"の記憶をもとに構築しようとすると（概念化しようとすると），そのイメージは偏ってるかもしれません．

　特に，その立場（役割）の人を1人しか知らないようなときに，その知っている1人の視点を代用しないように！ある特定の人を，その立場（役割）のイメージにしてしまうことはよくあります．この視点取得機能の暴発は，非現実のものに対してもおこります．例えば，刑事と言えば〇京さんみたいな．右〇さんの視点を刑事の視点だと思っていると，偏りが大きいですよね？

　その他にも例えば，本シリーズ主人公のあいかちゃんの行動は，ほとんどあいかちゃん個人由来のつもりで書いていますが，あいかちゃんの言動・行動パターンから看護師の視点を構築するとひどいことになります（せんせいも同じ）．それは極端な看護師（医師）のイメージです．自分の実体験に頼るとそういった間違いがおこるので，知識でちゃんと補強するように．その立場（役割）にある人を知っている数が少ないときは，特に注意しましょう．フィクションはフィクションですよ！

　そして，もうひとつの注意点は，間違った知識を元にレベル4視点を作らないことです．"白衣の天使"の例もそうです．実際の看護師さんをたくさん見て，そのうえで"白衣の天使"のイメージを作り上げた人はそうそういないはず…(- -;)．どこかから，知識として得たはずです．間違った知識を信じてしまうことは，その立場（役割）にある人を知らない，ないし，知っている数が少ないときにおきやすくなります．"白衣の天使"と聞いて真に受ける愚は，実際の看護師さんをたくさん知ることで防げます．

■ 自己投影は視点取得と紛らわしい

"間違ったイメージ"と同じくらい気をつけてほしいことがあります．それは，「視点取得」と「自己投影」をごっちゃにしないことです．視点取得のレベル4段階は，ある社会的立場（役割）の視点をもつことですが，これは，「自分がもし，その社会的立場（役割）だったらどう思うか」というようなことではありません．それは視点取得でなく，自己投影です（「第2.75回」参照）．

学校教育などでよく，「相手の立場で考えよう」といったようなことを指導します．この言い方だと，「相手の社会的立場（役割）の視点をもつ」ように言っているのか（視点取得を指しているのか），「自分の社会的立場（役割）を，相手のものに置き換えたらどう思うか」考えるように言っているのか（自己投影を指しているのか），わかりません．

例えば，「私がもし看護師だったら，白衣の天使のように振舞うはず」「だから，この（実在する）看護師さんの行動は間違っている」なんて考え方が自己投影の例です．こういうのも「相手の立場で考えよう」という問いに対する答えとしてはアリなわけですが，これでうまくいくかというと…？

文部科学省の『小学校学習指導要領』（平成29年告示）解説「特別の教科　道徳編」[27]には，[思いやりとは，相手の気持ちや立場を自分のことに置き換えて推し量り，相手に対してよかれと思う気持ちを相手に向けることである]とあります．ここでいう思いやりは，視点取得ではなく，自己投影をベースにしています（もちろん小学生の年齢ではレベル3，4の視点取得は無理なので，こう教えるよりしかたがないのですが）．

似たような自己投影をベースとした道徳律は他にもあります．例えば道徳の黄金律というものがあります．黄金律とは，多くの宗教，道徳や哲学で見出される「他人から自分にしてもらいたい（してほしくない）と思うような行為を人に対してせよ（してはいけない）」という内容の倫理学的言明です[12][28]．黄金律のような指導（お叱り？）は，筆者も小学校から今に至るまで受けています．

しかし，「身も蓋もない例」を引用すると，「魅力的な女性に会合で出会い，ろくに知らない人だというのにそのあとをつけてホテルの部屋に入り込み（中略），相手がどう反応するかはほぼ想像がつく」[12]…と．

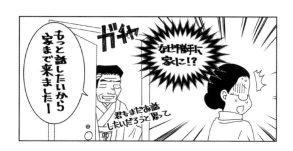

この例も黄金律を実践していますが，ここであげた魅力的な女性の反応について想像がついたと思います（「相手の目（視点取得のレベル2）」より高レベルの視点があれば）．結局，正常な共感性が発達していれば，黄金律をはじめとする自己投影は，その有効な範囲に，明らかな限界があることがわかる[12]と思います．自分と非常に似た相手に対してだけ有効なんですよね．

有効範囲の狭い自己投影と違って，レベル4の視点取得は，自分と似ていない相手に対しても有効ですし，まったく知らない人に対しても有効です．「相手の立場で考えよう」としたら，自己投影（自分だったらこう思う）ではなく，レベル4の視点取得をして，「相手の社会的立場（役割）の視点をもつ」ようにしましょう．

■ レベル3までの視点取得と，レベル4の視点取得の違い

　この項の最後にレベル3までの視点取得と，レベル4の視点取得の違いを述べておきましょう．最大の違いは，視点取得するターゲットの違いです．レベル3までは実在する誰かの視点，レベル4は実在しない概念的なものの視点がターゲットです．この差は支援を行ううえで大変重要です．

　"当事者の視点（に基づく支援）"を例にしましょう．レベル3段階の視点での話なら，「高次脳機能障害当事者のヤマダさん」の視点や「発達障害当事者のハヤシさん」の視点や「認知症当事者のワタナベさん」の視点などのように，実在する当事者個人の視点にあわせて，ひとり一人異なる支援をするのが"当事者の視点（に基づく支援）"です．一方で，レベル4段階の視点での話なら，「高次脳機能障害当事者のヤマダさん」の視点と「発達障害当事者のハヤシさん」の視点と「認知症当事者のワタナベさん」の視点と…たくさんの当事者たちに共通の視点にあわせて，みんなに共通の支援をするのが"当事者の視点（に基づく支援）"です．レベル3視点の話なのか，レベル4視点の話なのかで，やるべき内容はまったく違ってきます．

　一般に，「○○障害に対する支援」といえば，レベル4段階の視点の話と考えてよいです．○○障害をもつ人に対して，共通の対応をします．一方で，本書が解説する"当事者の視点に基づく支援[1]"は，こういったレベル4視点の支援と区別するための用語で，レベル3視点の支援をするものだと思ってください．実在する当事者個人の視点にあわせて，ひとり一人異なる支援をするのが"当事者の視点に基づく支援"です[1]．ただし，「高次脳機能障害当事者のヤマダさん」の視点のどこまでがヤマダさん固有のもので，どこまでが高次脳機能障害からくるもので，どこまでがヤマダさんの社会的立場（役割）からくるもので…といったような厳密な区別は必ずしも必要ありません（完全な区別は無理です）．全部ひっくるめて，ヤマダさんの視点として，その視点に基づくヤマダさんのための支援をすればOKです．

　「第6回」と「第6.5回」に登場した千田津七代（せんだつしちよ）さんの視点は，「自分は今でも師長…の社会的立場（役割）にいると思っている」といったものでした．ただし，千田津さんのもつ師長のイメージは，ちょっと独特に思えました（そうでない師長もたくさんいる）．仕切り屋の師長をイメージしているのではなく，本人の性格が仕切り屋なのかもしれない．その差は誰にもわかりません．でもわからなくて大丈夫．区別する必要はないです．レベル3視点を使って，「その人がやりたいこと」をターゲットに支援すればOK．当事者の視点に基づく支援としてはOKです．由来は気にしなくても大丈夫です．

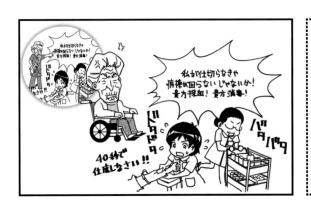

> 当事者の視点に基づく支援に必要な視点取得の段階はレベル3．
>
> 障害や病態の型にはめるのは×．個人の視点にあわせよう．
>
> 本人の言動・行動の由来を区別しなくてもよい．
>
> 「その人がやりたいこと」をレベル3の視点取得で特定して，支援しよう．

当事者の視点に基づく支援については，「第6回」，「第6.5回」および「文章で総復習③」を参照ください

　なお，「レベル3までの視点取得は"共感ベース"」で，「レベル4の視点取得は"知識ベース"」なんて捉え方でもいいかもしれません．ある社会的立場（役割）の視点を取得することを，共感とはあまり言わないと思います．私は，知識があるという言い方のほうがしっくりきます．

　そして実は，ある役割を演じることは，共感性を低下させる可能性が示唆されています（≒レベル4の視点はレベル3の視点を抑制するかもしれないということで，逆もまた然り）．例えば，信仰者が他者を手助けする理由と無信仰者が他者を手助けする理由を比較する研究[29]があります．その研究では，信仰者よりも，無信仰者のほうが他者の境遇に敏感で，思いやりの気持ちに基づいて利他行動をとることが示唆されました（信仰者は信者としての"役割"の視点で考える傾向だった）[12][29]．

　他にも例えば，「看護師としての目」が「（共感できる）自分の目」を抑制する可能性があります[1]．むしろ，そういった共感性の抑制がなければ，エビデンスに基づく糖尿病患者の食事療法とかは，可哀想で指導できなくなるのではないでしょうか？[1]

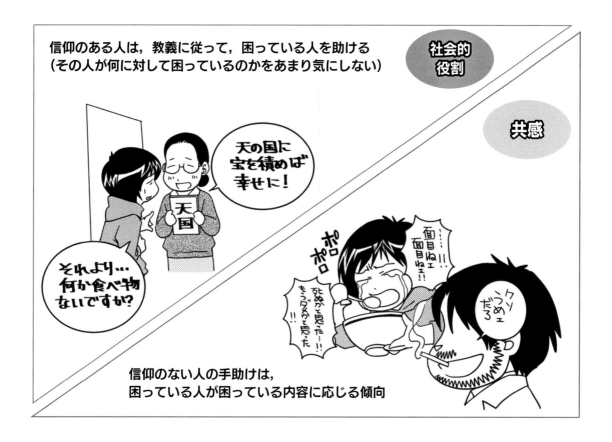

　レベル3視点とレベル4視点のトレードオフ関係は，「外向き注意⇔内向き注意」のトレードオフ関係（「第1回」参照）や，「自分だけの注意⇔共同注意」のトレードオフ関係（「第3.5回」参照），と同じように捉えておくとよいかもしれません．どちらかの視点が強く出ているとき，もう片方は弱くなっています．意識して調節できることを目指しましょう！

参考文献

1) 粳間　剛：「共感」と「視点取得」の正常な成長・発達とその障害（発達障害）―注意・感情・記憶の観点から． 臨床老年看護 25：106-115, 2018.
2) Tomasello M, Carpenter M, Call J, Behne T, Moll H：Understanding and sharing intentions：The origins of cultural cognition. Behav Brain Sci 28：675-691, 2005.
3) Selman RL：The growth of interpersonal understanding：Developmental and clinical analyses. Academic Press. 1980.
4) 谷村　覚：社会的視点取得の構造的発達． 人間関係論集 22：121-130, 2005.
5) 上田礼子（日本版著），Frankenburg WK（原著）：日本版デンバー式発達スクリーニング検査． 医歯薬出版． 1983.
6) Beall PM, Moody EJ, McIntosh DN, Hepburn SL, Reed CL：Rapid facial reactions to emotional facial expressions in typically developing children and children with autism spectrum disorder. J Exp Child Psychol 101：206-223, 2008.
7) Dimberg U, et al：Unconscious facial reactions to emotional facial expressions. Psychol Sci 11：86-89, 2000.
8) Prochazkova E, Kret ME：Connecting minds and sharing emotions through mimicry：A neurocognitive model of emotional contagion. Neurosci Biobehav Rev 80：99-114, 2017.
9) Nahab FB, Hattori N, Saad ZS, Hallett M：Contagious yawning and the frontal lobe：An fMRI study. Hum Brain Mapp 30：1744-1751, 2009.
10) Goldstein P, Weissman-Fogel I, Dumas G, Shamay-Tsoory SG：Brain-to-brain coupling during handholding is associated with pain reduction. PNAS 2018. 201703643；published ahead of print February 26, 2018.
11) Storey AE, Walsh CJ, Quinton RL, Wynne-Edwards KE：Hormonal correlates of paternal responsiveness in new and expectant fathers. Evol Hum Behav 21：79-95, 2000.
12) フランス ドゥ・ヴァール（著），柴田裕之（翻訳）．道徳性の起源 ―ボノボが教えてくれること．紀伊国屋書店．2014.
13) Neal TD, et al：Embodied emotion perception：Amplifying and dampening facial feedback modulates emotion perception accuracy. Social Psychological and Personality Science：673-678, 2011.
14) 粳間　剛, 仙道ますみ：高次脳機能障害・発達障害・認知症のための邪道な地域支援養成講座．三輪書店．2017.
15) Waytz A, et al：Two mechanisms for simulating other minds：Dissociations between mirroring and self-projection. Current Directions in Psychological Science 20：197-200, 2011.
16) Sundman A, et al：Long-term stress levels are synchronized in dogs and their owners. Sci Rep 9：7391, 2019.
17) Burkett JP, et al：Oxytocin-dependent consolation behavior in rodents. Science 351：375-378, 2016.
18) Buchanan TW, et al：The empathic, physiological resonance of stress. Soc Neurosci 7：191-201, 2012.
19) 松本敏治．自閉症は津軽弁を話さない ―自閉スペクトラム症のことばの謎を読み解く．福村出版．2017.
20) Wong YK, et al：Revisiting facial resemblance in couples. PLOS ONE 13：e0191456, 2018.
21) 粳間　剛, 仙道ますみ：コメディカルのための邪道な脳画像診断養成講座．三輪書店．2016.
22) Marton I, Wiener J, Rogers M, Moore C, Tannock R：Empathy and social perspective taking in children with Attention-Deficit/Hyperactivity Disorder. J Abnorm Child Psychol 37：107-118, 2009.
23) 粳間　剛．国家試験にも臨床にも役立つ！リハビリ PT・OT・ST・Dr. のための脳画像の新しい勉強本．三輪書店．2019.
24) Gilbert D, et al：The correspondence bias. Psychological Bulletin 117：21-38, 1995.
25) Jones E, et al：The actor and the observer：Divergent perceptions of the causes of behavior. General Learning Press, 1971.
26) Ross L：The intuitive psychologist and his shortcomings：Distortions in the attribution process". Advances in Experimental Social Psychology 10：173-220, 1977.
27) 小学校学習指導要領（平成 29 年告示）解説「特別の教科　道徳編」文部科学省．https://www.mext.go.jp/component/a_menu/education/micro_detail/_icsFiles/afieldfile/2019/03/18/1387017_012. pdf（2020/2/24 access）
28) Harari YN：Sapiens：A brief history of humankind．Vintage. 2014.
29) Saslow LR, et al：My brother's keeper? Compassion predicts generosity more among less religious individuals. Social Psychological and Personality Science 4：31-38, 2013.

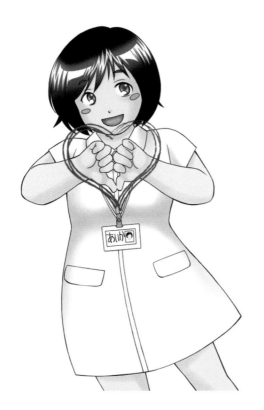

ぐーハートがナウなヤングに
バカウケらしいです！

文章で総復習！ ②：共感性の正常な老化とその障害（認知症等）

文章で総復習編の第2回は，共感性の正常な老化や成人期以降の障害（認知症や高次脳機能障害）について述べていきます．

「共感性の老化」の第一の特徴は，共感性の土台になる基礎的な認知機能の低下です．特に，注意と記憶と感情に関わる機能の低下です．実は，高齢者でも共感性そのものはあまり低下しないとされています[1]〜[6]．むしろ高まるかもしれないとされる部分もあるくらいです[4][6]．それでも，他の能力の低下に引きずられ，さしひきでは，全体的に共感性が低下していきます．

例えば，視点取得は複合的な認知機能（高次脳機能）で，より低次元の，基礎的な認知機能を土台にしています．注意と記憶と感情の共有が，共感性の基礎になるという話を思い出しましょう（「第4回」など）．老化とともに，基礎的な認知機能が低下してくれば，より高度な機能である認知的な共感機能にも同時に問題が生じてきます[3][6]．この関係性は，共感性に限らずとも他の認知機能も同じです（下図）（「第1.5回」も参照）．

では，注意・記憶・感情その他の認知機能と，順番に話を整理していきましょう．

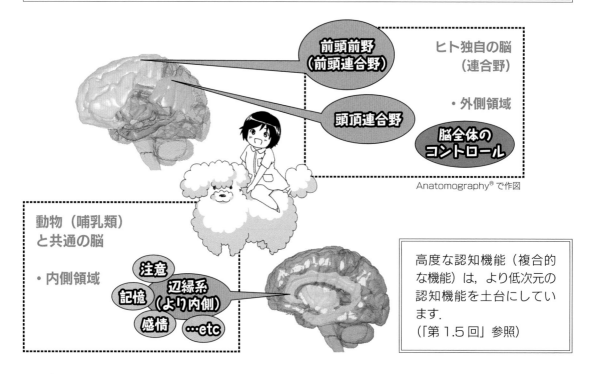

ヒト独自の脳
（連合野）
・外側領域

前頭前野
（前頭連合野）

頭頂連合野

脳全体の
コントロール

Anatomography® で作図

動物（哺乳類）
と共通の脳
・内側領域

注意
記憶
感情
…etc
辺縁系
（より内側）

高度な認知機能（複合的な機能）は，より低次元の認知機能を土台にしています．
（「第1.5回」参照）

A． 共感性の正常な老化

1． 注意の老化[1)5)～7)]

> **注意の老化**[1)5)～7)]
> ■ 注意資源 attentional resource（↓↓）：著しく減少する．
> ■ 選択性（→）：課題遂行は遅くなるが選択性自体は障害されない．
> ■ 分配と転換（↓）：注意のコントロール能力は低下する．注意資源枯渇の悪影響も大きい．
> ■ 持続性（→）：障害されない．特に警戒課題では低下しない．
> ■ ワーキングメモリー（↓↓）：情報処理能力の低下や，注意資源の枯渇などを背景に大きく低下．

　注意機能は老化の影響が最も大きいものの一つです．特に，注意資源は老化とともに著しく減少します．ワーキングメモリーも大きく低下します．ワーキングメモリーは注意と記憶の複合能力なので，注意資源の問題の影響を大きく受けます．また，注意資源の枯渇は，注意のコントロール（分配と転換）にも多大な悪影響を及ぼします．本書の中では，内向き注意（≒ワーキングメモリー）⇔外向き注意（≒一般的な注意）のコントロールの話や，自分だけの注意⇔共同注意のコントロールの話が注意のコントロールの例として出てきました．こうしたことも難しくなるのです．

　注意機能の問題から派生してくる老年期の共感性の問題は，ADHD のそれによく似ています[8)]．ADHD と同じく，高齢者では，注意のコントロールとワーキングメモリーが必要になる「認知的共感機能」が低下します[3)6)]（レベル３段階の視点取得などがこれにあたる）（同様の理由で心の理論課題の成績も低下する[2)6)]）．この変化は，できなくなるというよりは，"大変になる"といったほうがニュアンスが近いかもしれません[7)]．他人の考えに対して，気をつけようと思えば気をつけられるのだけど，やろうとするとすぐ疲れてしんどくなってしまうような．そんな想像をしておくと高齢者の主観と近いものになると思います．

　高齢者の注意機能低下に関わる脳領域は前頭前野です[7)]．特に，前頭前野の内側領域の異常は，ADHD や脳外傷（による高次脳機能障害）や脳血管性認知症などともオーバーラップします（下図参照）（「第 1.5 回」も参照）．注意の問題と，そこから派生してくる共感性の問題は，これらの疾患群でよく似ていると考えておいてよいでしょう．

注意資源の枯渇を起こす疾患に共通して見られる皮質容積減少[7)]

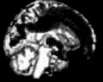
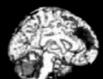
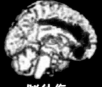
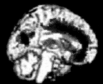

| 加齢との相関* | ADHD（成人）→発達障害 | 脳外傷→高次脳機能障害 | 脳血管性認知症 |

*加齢と相関する脳萎縮の図は，健常者 71 例（20～86 歳）の MRI 結果から，年齢と皮質容積減少が有意に相関する領域を提示している（FWE p<0.00001）．成人の ADHD の図（20 例），脳外傷の図（28 例），脳血管性認知症の図（14 例）は，同年代健常人ノーマルデータベースと比較し，各疾患群で有意に皮質容積減少が見られた領域を示している（いずれも uncorrected p<0.001）．同一スケールの比較ではないので要注意！詳細は「第 1.5 回」参照．

2. 記憶の老化[1)5)～7)]

> **記憶の老化**
> - ■ ワーキングメモリー（↓↓）：情報処理能力の低下や，注意資源の枯渇などを背景に大きく低下．
> - ■ エピソード記憶（↓）：詳細が再生できなくなるが，再認識は障害されない（≒自分で思い出せなくても，人に言われれば覚えているかどうか判断できる）．
> - ■ 意味記憶（→）：知識は基本的に障害されない（ただし，人の名前と単語は除く）．
> - ■ 自伝記憶（→）：基本的に障害されないが，古い記憶ほど詳細が再生できなくなる傾向．印象的なことは忘れにくい．
> - ■ 手続き記憶（→）：保たれるが動作自体は遅くなる．ただし，熟達した動作は速度も低下しない．
> - ■ プライミング（→）：低下しない．
> - ■ 展望記憶（↓）：ワーキングメモリーや注意の問題の影響を受けて低下しやすい．

　ワーキングメモリーに関しては，前頁の「1．注意の老化」で説明しましたことと同様です．「記憶の老化」の特徴として注目してほしいことは，老化でエピソード記憶は大きく低下するのに意味記憶は保たれる点です．つまり，日々の体験の詳細は忘れてしまうのだけど，（昔ながらの）知識は保たれているということ．ここから派生してくる共感性の問題は，レベル4の視点が"古い"ということです[6)]．

　成人期の社会生活においては，さまざまな社会的立場（役割）の視点でモノを考えることが求められますが，その立場（役割）は時代によって変化していきます．時代の流れにあわせて，社会視点を適時更新（update）させていくことが社会生活では必要になります．

　一方で，いったん自分の中で確立された社会視点をupdateすることは，老化すればするほど困難になってきます[6)]．日々の体験の詳細を忘れてしまったら，そこから新しい概念を構築して，"イメージ"を更新することは困難ですよね？（112頁参照）．このように，「高齢者のもつ社会視点は，若い頃のままになる傾向」があります（周囲の若者からみれば「古いまま」の社会視点に感じられます）[6)]．これが，老化の特徴の一つです．

　共感性に限らず，高齢者には知識に頼った決断をする傾向が強く出てきます[1)5)]．反対に，若者はその場で得られる新しい情報を重視した判断をします[1)5)]（いわば，若者はいちいち考える）．これを視点取得の話に当てはめてみるとどうでしょう．高齢者は，目の前の相手がその場で発する情報（その場の注意やその場の感情など）をいちいち考慮せず，相手の社会的立場（役割）などの，知識で判断できる情報に頼って判断する傾向が強いと言えます（つまり，レベル3視点よりもレベル4視点が強いと言える．そしてかつ，そのレベル4視点は古い）．反対に，若者は，目の前の相手がその場で発する情報（その場の注意やその場の感情など）が第1で，相手の社会的立場（役割）などの，知識で判断できる情報をあまり気にしません．前述（114頁）した中学生の視点の例を思い出しましょう．みなさんの中学生時代，お年寄りの担任の先生と左様な齟齬がありませんでしたか？（－－；）

　加えて，エピソード記憶が弱く，日々の体験の詳細は忘れてしまう傾向は，新しく見知った相手の視点を取得することを困難にします（レベル3視点が弱くなる）．「孫が何を考えているのかわからない」という高齢者の例のように．そして，高齢者にならずとも，「部下の考えがわからない」「最近の若者の考えは理解できない」のようになってしまう中年は多くいます．そうなる理由は，知識に頼る傾向が強いせいかもしれないし，レベル4視点が強くてレベル3視点が抑制されているせいかもしれないし（119頁参照），レベル3視点が新たに作れなくなっているせいかもしれません．理由はさまざまでいろいろありえます．はっきりわからないことが多いですが，早い人はとても早いです．注意しましょう．

　老化に伴う視点の古さは，他人の考えを読む場合だけでなく，自己を客観視する場合にも影響します．特に，アルツハイマー病では，現在の自分を客観視できず，「いつまでも若いときの自分のままだと思っている傾向」が報告されています[9]．そして特に，自分の社会的立場に関してこの傾向は顕著です．定年まで看護師長だった人が定年後アルツハイマー病になった例では，看護師長であるかのように振舞い，周りにも，看護師長として扱うことを求める傾向が見られたりします[6]．「第6回」の千田津さんのようなケースは本当によく見かけます（アルツハイマー病に限らず）．

　ちなみに私は，患者さんの視点に合わせて，「頭取」とか，「社長」とか，「先生」とか，患者さんを社会的立場（役割）で呼んでいることがよくあるのですが，苗字で呼ぶよりもやり取りがスムーズになることが多いです（その社会的立場のように“大人の振舞い”をしてくれる）．やったことがない方は，ぜひ試してみてください（ただしくれぐれも患者さんの視点にあわせて）．

　なお，記憶に関わる脳領域は大変広いです（下図）[7]（「第1.5回」参照）．アルツハイマー病に関わる海馬周辺領域（側頭葉内側領域）も記憶の広大なネットワークの一部に過ぎず，海馬周辺に問題がなければ記憶に問題がおきないわけではありません．123頁で示した病変の例も，全て記憶のネットワークに及んでいます．記憶の問題と，そこから派生する共感性の問題は，高次脳機能障害例・認知症例では何かしら起きていると考えておくべきです．

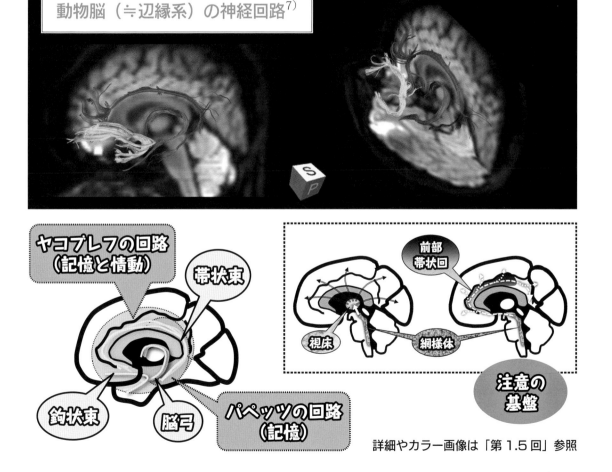

動物脳（≒辺縁系）の神経回路[7]

TrackVis® で作図

ヤコブレフの回路
（記憶と情動）

帯状束

鉤状束

脳弓

パペッツの回路
（記憶）

前部
帯状回

視床

網様体

注意の
基盤

詳細やカラー画像は「第1.5回」参照

3. その他の老化（含む，感情と社会的認知機能）[1]〜[6]

> **その他の老化（含む，感情と社会的認知機能）**
> ■ 社会的認知機能（social cognition）は原則的に保たれるが，より基礎的な機能の低下があれば悪影響を受け，「できる能力に頼る」「経験則や知識に頼って解決しようとする」傾向が出てくる．
>
> 転じて，習慣的にできる事ではない課題，自然とできる事ではない課題，知識によって解決しない課題などの，"その場で考えなければできない課題"に直面したときに，老化による認知能力低下が最も顕著になる（こうした特徴がいわゆる遂行機能低下と称される）（個人差は顕著）．
>
> 共感性に関しては，人の考えを読むこと（認知的共感）は苦手になるが，人と同じ気持ちになる能力（感情的共感）は年をとっても保たれる．
>
> ■ 認知的共感（含む，視点取得・心の理論）（↓）：人の考えを読むことは年とともに苦手になる（基礎的な認知機能低下やそれに伴う遂行機能低下の影響）．「社会視点が古いなどの傾向」も強まる．
>
> ■ 感情的共感（含む，情動の伝染・自己投影）（→）〜（↑）：人と同じ気持ちになる能力は年をとっても保たれる．共感できる相手に対して向社会的に振舞う傾向が強まる（同情しやすい）．

（1）認知的共感は老化で大きく低下する

　さて，注意と記憶の項で老化で低下すると説明した共感能力は，すべて「他者の考えを読む」ものでした．これら考えを読む能力を総称して認知的共感といいます．視点取得や心の理論に関わる能力は認知的共感に含まれます．他者の考えを読むためには自分も考える必要があるので，「考える能力の老化に伴って，他人の考えを読む能力も低下する（認知的共感が難しくなる）」とまとめておくとよいでしょう．

　よく考えるには十分な注意資源とワーキングメモリー容量が必要です[7][8]．老化とともに注意資源とワーキングメモリーに問題がおきてくるせいで，高齢者はよく考えられなくなります（≒遂行機能低下）[7][8]．そしてこの遂行機能低下のせいで認知的共感は低下します[2]．（二次的な）遂行機能低下に伴って（三次的に）認知的共感は低下する…なんて言い方でもよいでしょう．

　老化による遂行機能の低下は，習慣的にできる事ではない課題，自然とできる事ではない課題，知識によって解決しない課題などの，"その場で考えなければできない課題"に直面したときに非常に顕著になってきます[1][5]．これらの課題解決をするうえでは脳全体を用いる必要があり，こういったことが高齢者の脳は非常に苦手です[1][5][7][8]．

　そして，左様な考える力の低下を代償するために，高齢者は保たれた能力である意味記憶（≒知識）に頼ります[1][5]（傍目にはそれが経験や知識に頼っているように見え，長年の習慣を頑なに変えないようにも見えます）．こうしたできることとできないことのアンバランスさが前項「2．記憶の老化」で解説したような，弱いレベル3視点と強くて古いレベル4視点につながっていきます．

（2）感情的共感は老化しても保たれる（場合により高まる）

　認知的共感に対して，「他者と同じキモチになる」「他者の感情を読む」能力を感情的共感といいます．実は，感情的共感（含む，情動伝染・自己投影）は老化しても保たれます[4)6)]．むしろ，老化とともに高まる傾向にあることも多く報告されています[4)6)]．

　例えば，向社会的行動（≒他者や社会の利益になる行動）を比較した報告[4)]では，高齢者と若年者に差がないとされます（老人のほうが利己的に振舞うとも）．一方で，感情的に共感できる場面に限定すると，若者よりも高齢者のほうが"利他的"な行動が増えやすいのです[4)]．

　対戦相手に分配する金額の多寡で向社会的行動を評価する「独裁者ゲーム dictator game」を用いると，対戦相手の事情を知らない状況では，高齢者と若者で，対戦相手への分配額に有意差は見られませんでした[4)]．一方で，対戦相手の事情（癌に罹患している）が知らされている場合では，対戦相手への分配額は，若者よりも高齢者で有意に多くなりました[4)]．高齢者のほうが「同情しやすい」のです[6)]（なお，同情なので情動伝染ではなく自己投影）．

　ただしこれは，老人のほうが親切であるとか，そういった意味ではありません．若者よりも高齢者のほうが親切だと言えるのは，あくまで，感情的に共感できる相手に対してだけです[4)6)]．

　そうなる理由としては，高齢者は，「自分に残された時間（寿命）を認識した結果として，感情的に意義のある活動を優先するようになる」からだと言われています（これは社会情動性選択理論 socioemotional selectivity theory と呼ばれます）[4)6)]．

　換言すると，「共感できる相手（多くは親しい相手や肉親）とのポジティブな体験を好む」ようになるのが高齢者の特徴であると言えるでしょう[6)]．こうした老年期におこりうる価値観の変化が，社会的行動の変化を導いていると考えられているのです．

　「孫が喜ぶ姿を見るのが嬉しくてたまらない高齢者」を，誰もが見たことがあると思います．「孫が喜ぶと自分が嬉しい」…これができる能力的な背景は，感情的共感能力が保たれているからです．「孫を喜ばせるためならなんでもしたいと思う」のは，老年期の価値観の変化の影響が大きいでしょう．

　一方で，「何をすれば孫が喜ぶのかわからない」「自分が良かれと思って孫にしたことで孫に嫌がられた」のようになってしまう例も，見たことがあるでしょう？　そうなる能力的な背景は，認知的共感能力が低下していたり，あるいは update されていないからです．そう考えると，理解しやすいでしょう．

　なお，個人的には注意資源の枯渇も大きく影響していると考えています．注意資源は我慢することにも使われる[8)]ので，注意資源が少ない高齢者は感情を出さないように我慢することが苦手です．中年の筆者も年々難しくなっていると感じています（－－；）．そのせいで，感情ベースの行動が増えて，感情的共感が強くなったように見えているだけなのかも？　とも思います．答えは，未来の科学の発展を待ちましょう！

高齢者は共感できる相手（多くは親しい相手や肉親）とのポジティブな体験を好む．
「自分に残された時間（寿命）を認識した結果として，感情的に意義のある活動を優先するようになる」からだとされる（社会情動性選択理論）．

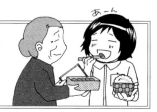

B. 認知症性疾患と高次脳機能障害に伴う共感性の変化

　認知症性疾患や後天性脳損傷による共感性の障害については，いまだ一定の見解を得ない部分が多くあります[9]〜[12]．そうなる要因として，認知機能障害があると共感性の評価が困難であることがまずあります．さらには，認知機能障害には相互作用があるため，結局，何が問題の元凶なのかわかりにくくなります．特に，元々何かしら認知機能に問題がある高齢者では，よりいっそう問題の根本原因が特定しにくいです．それでも，いずれのタイプの認知症性疾患でも進行末期に共感性は欠如し，そのおこりやすさの傾向はある程度は知られています．ここではいくつかの知見を紹介しましょう．

認知症性疾患と高次脳機能障害に伴う共感性の変化[6][7][9]〜[12]

① アルツハイマー病
■ 他の認知機能に比較して共感性は保たれやすいとされる．
■ 特に感情的共感（情動伝染）は高まるという報告もある．
■ 認知的共感（視点取得・心の理論）は低下するという報告もある．
■ 少なくとも自分を客観視するのは苦手．

② 前頭側頭型認知症
■ FTD（Fronto-Temporal Dementia）の3タイプのうちの2タイプで共感性が低下する．
■ その共感性低下は著しい（中核症状の一つ）．
■ 高齢者のASDと見分けることが時に困難（ただしASDは進行しない．FTDは進行する）．

③ 後天性脳損傷（脳卒中・脳外傷など）
■ 病変の部位によって障害は異なる．
■ 巣症状として共感性が低下するときは，右半球の広汎な損傷例が多い．
■ 病変量が多いと，基礎的な認知機能障害→遂行機能障害→共感性低下が生じる（全般症状）．

---

1. アルツハイマー病

　アルツハイマー病では，原則的に共感性は保たれやすいとされます[11]．一方で，視点取得能力（認知的共感）は障害され，情動伝染（感情的共感）だけが保たれるという報告もあります[10]．このパターンは正常な加齢のパターンと同様ですが，認知的共感の障害は，健常な高齢者よりも重度と考えてよいでしょう[10]．

　また，情動伝染は，アルツハイマー病ではむしろ強まるという報告もあります[12]．老人ホームなどで，患者さんが一人泣き出すと，他のアルツハイマー型認知症の患者さんもつられて次々と泣き出したりする様を見たことがある人も多いでしょう（そして，その様は，新生児が次々につられて泣き出す様に似ている）．「お袋のためを思って忠告しているんだよ！」と息子が声を荒げれば，アルツハイマー病の母はつられて興奮しやすいです（でも，何を言われているのかはわからなかったり）[6]．伝えたい内容と，その言い方にこもった感情では，後者のほうがはっきりと伝わります[6]．こうした特徴も，保たれている機能と保たれていない機能のアンバランスさがもたらす現象です．また，前述したように，自分の社会的立場を"若い頃のまま"と思っていることも特徴の一つです[9]．

2. 前頭側頭型認知症

前頭側頭型認知症（FTD；fronto-temporal dementia）では共感性の欠如は中核症状の一つです．正確には，FTD には３つのタイプがあり，共感性の問題が起きるのはそのうちの２つです．その２つのタイプとは，性格・行動異常が優位な FTD（bvFTD；behavioral variant FTD）と意味性認知症（SD；semantic dementia）です．この２つのタイプの FTD では認知的共感と感情的共感の両方が著しく障害されると考えてよいでしょう[10][11]．他人の気持ちや考えをまったく考慮せず，わが道を行きます（going my way behavior などと言われる）[7]．老年期に見られる共感性の問題の代表疾患です．

なお，３つめの，進行性非流暢性失語（PNFA；progressive non-fluent aphasia）と言われるタイプの FTD では，どちらの共感性も保たれると報告されています[10]．SD と PNFA にはそれぞれ特徴的な失語症状[7]があるので，失語のない bvFTD とは区別できます[6]．世間一般で俗に FTD といわれているのは，bvFTD です（bvFTD のことを，単に FTD と呼んでいることがほとんど）．

共感性の欠如という点においては，bvFTD は，自閉症スペクトラム障害（ASD）と非常に似ています[6]．bvFTD 様の行動障害を呈する高齢者の中に潜在性の ASD が混じっている可能性が指摘されています[13]．鑑別のポイントは，もともとあった特徴なのかどうかという点と，経時的に進行するか否かという点で，詳細な病歴の確認と経過観察が重要です[6]．ASD なら進行せず若いときからずっと同じ．bvFTD は若いときとはまったく違う人格になり，悪化し続けると覚えましょう．

3. 後天性脳損傷（脳血管障害・脳外傷など）

脳血管性障害や脳外傷などの後天性脳損傷の場合に見られる共感性の変化は，損傷の部位により異なります[10][14]．また，病変量によっても異なります．

例えば，後天性脳損傷では，右腹内側前頭前野の病変が心の理論課題の最も重度な成績低下と関連するという報告[14]があります．この脳領域は，「情動の伝染」に関わる領域として出てきましたね（「第２回」および「文章で総復習①」参照）．

また，共同注意や心の理論は，右の下頭頂小葉と上側頭回の接合部〔右側頭頭頂移行部（右 TPJ）〕を中心に，右側頭葉，右背外側前頭前野（中・下前頭回）や内側前頭前野，などに広がる広汎なネットワークを神経基盤としています[7]．本書でも，視点取得の話と心の理論の話で，このネットワークが出てきました（「第４回」および「第５回」参照）．

これらのネットワークを破壊する「右大脳半球の広範囲な損傷例」で，なんらかの共感性の問題を生じてくるパターンを見ることが，実際の臨床場面では一番多いでしょう[7]．

なお，変性疾患による認知症の場合も同様で，右半球が責任病変と考えられています．例えば，右腹内側前頭部の脳領域（尾状核・脳梁下回等）と右側頭葉（側頭極・紡錘状回等）の脳萎縮が，変性疾患における認知的共感と感情的共感の両方の能力低下と関連していることが報告されています[10]．

また，病変の場所にかかわらず，病変量が多くても共感性の問題は生じてきます．病変量が多いと基礎的な認知機能の障害は必発で（特に注意・記憶），その場合二次的に遂行機能も低下します（全般症状[7]）．そこから三次的に共感性の低下が生じてくるパターンも多いと考えておくとよいでしょう（高齢者のパターンと同じ）．なお，基礎的な認知機能の障害を生じる病変は，本項ですでに解説したように内側の脳領域です（→ 123，125 頁参照）（「第 1.5 回」も参照）．

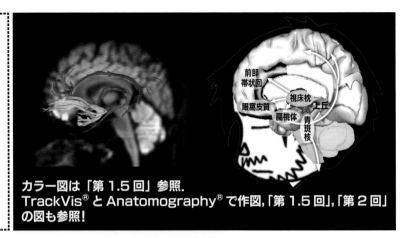

共感性の基盤となる基礎的な機能（注意・感情・記憶）を司るのは主に脳内側のネットワークである．このネットワークがある脳領域は，「第2回」で解説した情動の伝染（自律神経模倣）に関わる領域とほとんどオーバーラップしている．特に右半球のこの領域に大きな損傷があると共感性の問題は重篤になりやすい．

カラー図は「第1.5回」参照．TrackVis® と Anatomography® で作図，「第1.5回」，「第2回」の図も参照！

前部帯状回
眼窩皮質
視床枕
上丘
扁桃体
青斑核

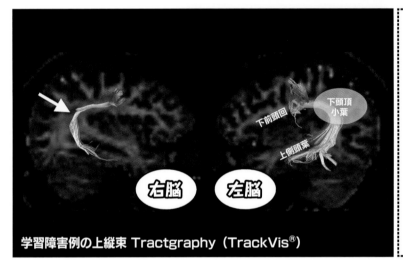

学習障害例の上縦束 Tractgraphy（TrackVis®）

下前頭回
下頭頂小葉
上側頭葉

右脳　左脳

「右側の頭頂葉を中心とした脳外側のネットワーク」は，視点取得（転換），共同注意，心の理論などの，共感機能の神経基盤．左の例はこのネットワークの中心となる神経線維（上縦束）の障害が示唆された学習障害の例で，右脳で明らかに細い（左脳は正常）．この例は社会的視点取得に障害があった．後天性脳損傷の場合も，右半球損傷例で障害されやすい（「第4回」も参照！）．

参考文献

1) Glisky EL：Chapter 1 Changes in cognitive function in human aging. in Riddle DR, et al(eds.)：Brain aging：Models, methods, and mechanisms. CRC Press/Taylor & Francis. 2007.
2) Moran JM：Lifespan development：The effects of typical aging on theory of mind. Behavioural Brain Research 237：32-40, 2013.
3) Charlton RA, et al：Theory of mind associations with other cognitive functions and brain imaging in normal aging. Psychol Aging 24：338-348, 2009.
4) Beadle JN, et al：Aging, empathy, and prosociality. J Gerontol B Psychol Sci Soc Sci 70：215-224, 2015.
5) 粳間　剛：高齢者の高次脳機能障害の特徴と治療・リハビリテーション．臨床老年看護 24：2-12, 2017.
6) 粳間　剛：「共感」と「視点取得」の正常な老化とその障害(認知症)．臨床老年看護 25：102-108, 2018.
7) 粳間　剛：国家試験にも臨床にも役立つ！リハビリ PT・OT・ST・Dr. のための脳画像の新しい勉強本．三輪書店．2019.
8) 粳間　剛：仙道ますみ：高次脳機能障害・発達障害・認知症のための邪道な地域支援養成講座．三輪書店．2017.
9) Klein SB, et al：Preserved knowledge of self in a case of Alzheimer's dementia. Social Cognition 21：157-165, 2003.
10) Rankin KP, et al：Structural anatomy of empathy in neurodegenerative disease. Brain 129：2945-2956, 2006.
11) Rankin KP, et al：Patterns of cognitive and emotional empathy in frontotemporal lobar degeneration. Cogn Behav Neurol 18：28-36, 2005.
12) Sturm VE, et al：Heightened emotional contagion in mild cognitive impairment and Alzheimer's disease is associated with temporal lobe degeneration. Proc Natl Acad Sci USA 110：9944-9949, 2013.
13) Midorikawa A and Kawamura M：The relationship between subclinical Asperger's syndrome and frontotemporal lobar degeneration. Dement Geriatr Cogn Dis Extra 2：180-186, 2012.
14) Shamay-Tsoory SG, Tomer R, Berger BD, Goldsher D, Aharon-Peretz J：Impaired "affective theory of mind" is associated with right ventromedial prefrontal damage. Cogn Behav Neurol 18：55-67, 2005.

経口摂取だけでは飽き足らず
点滴までする
重度のタピオカ中毒者

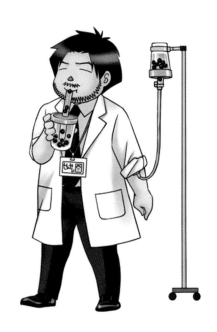

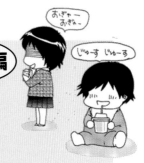

高次脳機能障害・発達障害・認知症のための 実戦編 郡道なし 地域支援養成講座

原作：粳間 剛（医師・医学博士，一般社団法人 iADL 代表理事），まんが：仙道ますみ

文章で総復習！③：当事者の視点に基づく支援

　本書の最後のお話は，医療者・支援者のための支援のやり方についてです．「当事者の視点に基づく支援」の解説です．「第6回」・「第6.5回」で解説した内容の「文章で総復習」になります．まず最初に「当事者の視点に基づく支援」のポイントをまとめておきます．ひとつずつ確認して解説していきますので，ここではまず，下記のポイント❶〜❼にサラッと目を通しておきましょう．

「当事者の視点に基づく支援」のポイント総まとめ

❶ 一般的他者としての（概念的な）当事者の視点取得は「知識」に基づくが，
　特定の個人としての当事者の視点取得は「共感」に基づく．

❷ 基本的には，共感による視点取得注1 に基づく支援が「当事者の視点に基づく支援」になる．
　（「ポジティブな行動支援」や「パーソンセンタードケア」などが含まれる注2）

❸ 支援のターゲットになるのは当事者の（問題）行動の目的．目的の特定に共感が必要．
　〔問題行動がおこる原因（病態：メカニズム）の特定に知識は役立つが，目的はわからない！〕

❹ 注意・感情・体験の共有が，共感を育てる．
　（共感性と，その基礎になる注意を向上させるのにも，マインドフルネス訓練は役に立つ！）

❺ 当事者の目的（望み）をいつ何時もかなえるわけではない．
　あくまで，「社会的に良い行動をすれば目的が叶う環境を作る」のが支援では重要．

❻ 社会的に良い行動とは，「その当事者の社会的役割として許される範囲の行動」という意味．
　それを考えるため「社会的立場（役割）≒一般的他者視点」への視点転換注3 が必要．

❼ 支援の輪の中では，お互いをよく知らなかったり親しくない人同士で協力する必要が出てくる．
　当事者に共感しない人も必ずいる．彼らも含めて協力するには支援者は正しく社会的役割を演じる必要がある．

★ ❶〜❹の共感だけに基づく支援ではダメ．❺〜❼だけでもダメ．❶〜❼全てが支援には必要．

注1：共感による視点取得は，（社会的）視点取得のレベル3段階までの視点取得を指す
注2：本書は「ポジティブな行動支援」を「当事者の視点に基づく支援」のモデルにしている
注3：一般的他者視点への転換とは，視点取得のレベル4段階の視点取得を指す

A. 当事者の視点とは

❶ 一般的他者としての（概念的な）当事者の視点取得は「知識」に基づくが，特定の個人として
の当事者の視点取得は「共感」に基づく．
❷ 基本的には，共感による視点取得に基づく支援が「当事者の視点に基づく支援」になる．
（「ポジティブな行動支援」や「パーソンセンタードケア」などが含まれる）

まずはポイント❶❷をまとめて解説します．

最初に確認してほしいことは，「当事者の視点に基づく支援」に出てくる「当事者の視点」とは，一
体誰の視点なの？　と言うことです．例をあげて確認しましょう．例えば仮に，"高次脳機能障害の当事
者であるヤマダさん（♂）"という人がいたとします．彼に対して，「当事者の視点に基づく支援」をし
ようと思ったら，基づくべき視点は，「ヤマダさん」という特定の個人のもつ視点です．［ヤマダさん視
点］です．一般的な高次脳機能障害の当事者がもつ視点ではありません．ここを勘違いしている人が多
いです．

例えば，「高次脳機能障害の当事者は注意散漫だから余計なモノを病室におかないようにしよう」と
いったような支援も，「当事者の視点に基づく支援」であるかのように語られることもあります．確かに，
一般的に，注意障害をもつ当事者の「気をそらすような妨害刺激*」がない空間のほうが作業に集中し
やすいです〔*distractor と言います．注意を distraction するものです（「第 1.5 回」参照）〕．左
様な環境調整を，注意障害に関する知識に基づいて行うことは注意障害の当事者に対する支援としては
正しいです．でもこの視点は，「医療者（支援者）の視点」でしょう？

だって，普通はヤマダさん本人でない限り，何がヤマダさんにとっての distractor なのか，わから
ないのではないでしょうか？　周りの支援者にわかりますでしょうか？　ヤマダさんにしかわからないで
しょう？　それを周囲が理解しようとするからには，［ヤマダさん視点］にならないと．「当事者の視点
に基づく支援」とはそういうことを言っています．少なくともこの視点は，「医療者（支援者）の（知
識に基づく）視点」とは異質のものです．ヤマダさんが感じている世界を，追体験しようとするものです．

【「当事者の視点に基づく」とは，その人の感じる世界を追体験しようとすること（That's 共感）】

さてここでちょっと脱線して，注意障害の世界を追体験してみましょう．注意障害でよくおこるのは
「（カクテル）パーティー効果の消失」です[1]．健常人ではパーティー会場のようなガヤガヤした空間（飲
み屋でもいい）にいても，目の前の人との会話に集中すると，周りの雑音はあまり聞こえなくなります
（フィルターでもあるかのように）（下イラスト）．集中と（周囲への）警戒にはトレードオフ関係があ
ります．こういった認知効果がパーティー効果と呼ばれるモノの一つですが，注意障害があると，この
フィルターが弱く，周りの雑音が聞こえたままだったりします．

健常人では，何かに集中することと，周囲を警戒する
ことの間にはトレードオフの関係がある（注意のコン
トロール機能の一つ）[1]．

右図のあいかちゃんも会話（師長の悪口）に集中する
あまり，後方から接近する師長に気付けていない（警
戒できていない）．

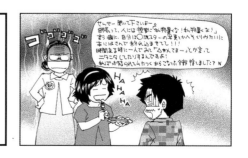

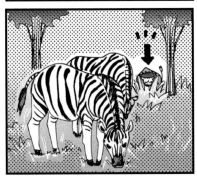

警戒から集中へ注意を切り替えられないライオンの例[1].

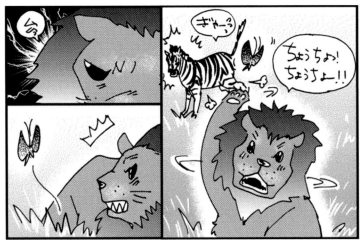

　上の例は，警戒→集中へと注意を切り替えようとしても上手くできないライオンの例です[1]．シマウマに飛びかかろうとするその瞬間に，ちょうちょを"無視"できなかったら狩りは失敗してしまいますよね？注意障害をもつ当事者の視点（主観）はこんな感じであることが多いです．注意のコントロールが自然とできていると，このちょうちょに気をとられない…というかそもそも"見えない"ハズ（健常人ではパーティー会場の雑踏の音がまったく聞こえない瞬間があるように）.

　でも，注意障害があると，健常人には見えないもの・聞こえないもの（気付かないはずのもの）が，彼らの気をそらすのです．注意障害をもつ当事者の視点こと，彼らの体験している世界（主観）はこんな感じなのです．当事者の視点に転換することは，彼らから見た世界を追体験することに他なりません．

　ちなみに私はよく，「なぜ当事者の主観を言い当てられるのか？」と驚かれますが，共感性（特にレベル３までの視点取得）を高めればできます．本書を読めばあなたにもできるハズ！

　さて，では話を戻します．上で解説した注意のコントロールの問題をリハビリの訓練場面にあてはめてみましょう．病室で何か認知課題をやるようなシーンを想像してみましょうか．まじめなセラピストさんほど，課題評価に集中するので，病室の雑音（電灯のジージー音等）が聞こえなくなってしまうんですよね（∵注意のコントロール）．でも患者さんには依然として雑音が聞こえていたりして（そしてそれが distractor になって），課題に集中できなくなっていたりします（よくあります）．こうして，医療者（支援者）と当事者の体験する世界は違うものになっていきます…．

　もちろん，注意障害が"あるからこそ気付くもの"に，健常な支援者が直接気付くのは難しいです．彼らが体験する世界を完全に共有することは無理です．でも，共有できる部分はあります．注意を共有すること（≒共同注意）や，感情を共有すること（≒情動の伝染）などは本当にできます．そうすることで，より近い体験を共有できます．それが，特定の個人としての当事者の視点（ここでは「ヤマダさん視点」）を取得することにつながります．

　例えば，目の前の当事者が集中できていないことや気が散ってしまっていること，（そのせいで）イライラしていたり困っていたりすることには気付けるでしょう？それがわかるならば，目の前の当事者が集中できている瞬間にも気付けるはず，何がヤマダさんにとっての distractor なのかはそうやって特定するのです．ヤマダさんが集中できているときは環境内にないけれど，ヤマダさんが集中できていないときには環境内にあるモノ，それがヤマダさんにとっての distractor です．ヤマダさんが集中できているかどうか，判断できるのであればワカリマス（これは普通の共感性があればわかります）.

　ただし，いわゆる普通の共感性がある人でも，その共感性をさえぎられてしまうことがあります．その最たるものが知識です．余計な知識と言うとわかりやすいかもしれません．共感に基づく視点取得は，知識に基づく視点取得によってさえぎられてしまいます（119頁参照）．

　知識に基づく視点（ここでは，一般的な注意障害に関する知識）があれば，一般的にその注意障害の当事者にとってdistractorになりそうなモノは絞り込めます．でも，注意障害の当事者のなかには，電灯がジージーなっているような環境が集中できるような人もいます（∵ white noise[2]）．左様な当事者と接する際に，"雑音は全てよくない"のような中途半端な知識があると，共感性がさえぎられます．何も知らなければ，「この人はジージーなっているほうが集中してるな」とすんなり受け入れられた（自然と共感できた）かもしれない．でも「注意障害の一般対応」を下手に知っていると，この感覚が妨害されたりします．要するに医療者（支援者）の視点が，当事者の視点を取得するうえで邪魔になるのです（119頁参照）．このように，<u>共感に基づく視点取得は，知識に基づく視点取得によってさえぎられてしまうことがあります</u>（大事なことなので2回言いました）．

【知識よりも共感に基づく当事者視点の取得をしよう】

　さぁ，また本題に戻りましょう．本題は，❶一般的他者としての（概念的な）当事者の視点取得は「知識」に基づくが，特定の個人としての当事者の視点取得は「共感」に基づく，❷基本的には，共感による視点取得に基づく支援が「当事者の視点に基づく支援」になる，ということでしたね．

　"高次脳機能障害の当事者であるヤマダさん（♂）"に対して，一般的な高次脳機能障害（の当事者）に対する支援を行ったら，それは「知識」に基づく支援であり，（概念的な）当事者の視点に基づく支援です．例えば，一般的に注意を妨げると知られているモノ（雑音等）を生活環境から取り除くような．こういった支援はヤマダさんに共感せずともできます．極端な話，"ヤマダさんはどんな人なのか？"一切知らなくても，神経心理検査の結果を見ればプランニングできる支援です．こうした視点の支援は，当事者視点ではなく，医療者（支援者）視点の支援ですよね？

　これに対して，［ヤマダさん視点］に基づく支援は，「共感」に基づく支援であり，特定の個人としての当事者視点に基づく支援です．例えば，一般的に注意を妨げると知られているモノであってもヤマダさんの注意を妨げないなら生活環境から取り除かないし，ヤマダさんの注意が良くなるなら一般に注意に悪いとされているモノ（雑音等）でも生活環境におきます．こういった支援はヤマダさんに共感しなければできません．極端な話，ヤマダさんの神経心理検査の結果は一切必要ないし，なんなら注意障害というモノ自体を知らなくてもプランニングできる支援です．

　後者の，「共感」に基づく支援が本書で言うところの「当事者の視点に基づく支援」です．こういったタイプの支援が，高次脳機能障害・認知症・発達障害に対して効果的な共通支援になります[3)4)]．代表例に，「ポジティブな行動支援」や「パーソンセンタードケア」などがあります[3)〜9)]．

　障害のある人の体験している世界はかなり特殊です．たとえその障害に対する豊富な知識があっても，そうそう想像できるものではありません．一方で，共感によってある程度の追体験は可能です．少なくとも，支援に必要なことは十分わかります．当事者その人が何を気にしているのか，何を好み嫌がっているのか，何がやりたいのかしたくないのか…そういった普通の感覚があれば（当事者本人に共感すれば）わかることが支援には重要です．知識があると，むしろ共感性が阻害されてしまうことがあるので超注意ですよ！

　なお，医療者（支援者）視点が大事になる点の説明はあとで出てきます（ポイント❺のところ以降）．でも，ここでは一旦忘れて，共感に基づく支援の話の復習を進めていきましょう．

次はポイント❸❹の確認です.

> ❸ 支援のターゲットになるのは当事者の（問題）行動の目的. 目的の特定に共感が必要.
> 　（問題行動が起こる原因（病態：メカニズム）の特定に知識は役立つが, 目的はわからない！）
> ❹ 注意・感情・体験の共有が, 共感を育てる.
> 　（共感性と, その基礎になる注意を向上させるのにも, マインドフルネス訓練は役に立つ！）

　ポイント❸❹から先は「当事者の視点に基づく支援」の代表である「ポジティブな行動支援（positive behavior support）（以下，PBS）」[1]のやり方の解説になります.

　PBSの説明に入る前にまず確認で繰り返しますが, PBSをはじめとする「当事者の視点に基づく支援」には共感性が重要です.「当事者その人が何を気にしているのか, 何を好み嫌がっているのか, 何がやりたいのかしたくないのか」…そういった普通の共感性があればわかることが支援には重要です.

　このうち一番大切なのは,「当事者がやりたいこと」を察することです[1]. PBSは,「当事者のやりたいことが, 最も上手くいくやり方が増える（最も上手くいく行動が強化される）」性質を応用しています[1]. それによって, 問題行動を良い行動に置き換え, 社会的行動の改善を図ります. だから,「当事者がやりたいこと」を察することが一番大事. 下の漫画の例[1]を見てみましょう.

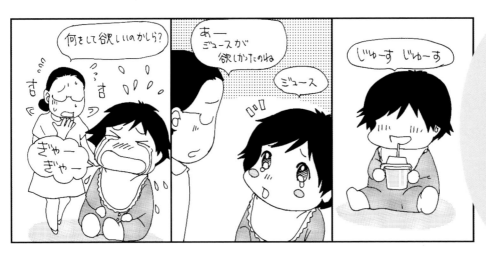

　この例の赤ちゃんが「やりたかったこと」はなんでしょう？ それは,「ジュースが飲みたい」ですよね. 漫画の最初では, ジュースが飲みたいことを泣くことによってアピールしています. でもそのやり方ではお母さんに通じず, 望みは叶いませんでした. でも,「ジュース」と言ったら（たまたま「ジュース」と言えたら）, お母さんにジュースをもらえています（望みが叶っています）. このような体験を繰り返すと, 言葉でアピールする行動が増え, 泣いてアピールする行動は減っていきます.

　このような例が,「当事者のやりたいことが, 最も上手くいくやり方が増える（最も上手くいく行動が強化される）」ということの例です. 泣いてアピールするより言葉でアピールしたほうがジュースがもらえるから, 言葉でアピールが増えるのです.

　ちなみにもし，大人が「泣いてアピール」したら社会的には「問題行動」で，「言葉でアピール」するのは大人がやっても「社会的に OK な行動（以下，社会的行動）」ですよね？ 漫画の赤ちゃんの例は，大人だったら「問題行動」になる行動が，「社会的行動」に自然と置き換わっています．PBS がやろうとしているのはこういうことです．「当事者のやりたいことが，最も上手くいくやり方が増える（最も上手くいく行動が強化される）」性質を応用し，問題行動を良い行動に置き換え，社会的行動障害の改善を図るのが PBS です[1]．

　ここまでの説明で PBS のコンセプトがなんとなくわかりましたでしょうか？ 理解の確認のために，反対のパターンも見てみましょう[1]．社会的行動が問題行動に置き換わってしまうパターンです．

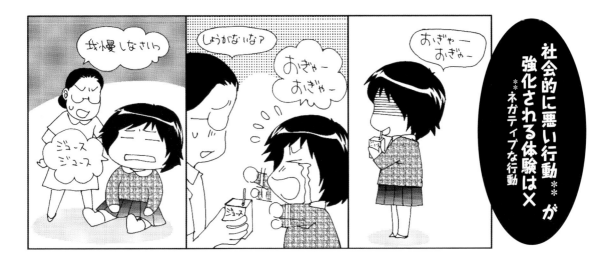

　この例の女の子が「やりたかったこと」はなんでしょう？ それは先の例と同じで，「ジュースが飲みたい」ですよね．こちらの漫画の最初では，ジュースが飲みたいことを「言葉でアピール」しています．でもそのやり方ではお母さんの許可が下りず，望みは叶いませんでした．でも，「泣いてアピール」したら（たまたま泣いてしまったら），お母さんにジュースをもらえています（望みが叶っています）．このような体験を繰り返すと，泣いてアピールする行動が増え，言葉でアピールする行動は減っていきます．泣いてアピールするほうが，言葉でアピールするよりもジュースがもらえるからです．

　結局のところ，「当事者のやりたいことが，最も上手くいくやり方が増える」ことは，良い方向へも悪い方向へもおこります．赤ちゃんの例では「問題行動」が「社会的行動」に置き換わり，女の子の例では「社会的行動」が「問題行動」に置き換わっています．

　「ジュースを飲みたい」という望みをかなえるという点においてだけ注目するなら，「泣いてアピール」と「言葉でアピール」は"等価"です．本人にとっては，上手くいきさえすればどちらのやり方でも同じです．となれば上手くいく方法を好んでやるようになるのは当たり前です．「問題行動」と「社会的行動」は，その「行動の目的」が同じである限り（等価である限り），環境次第でどちらにも転びうるのです．

ここで一旦，視点の話に戻しましょう．

先の二つの漫画の例を，当事者の視点と医療者（支援者）の視点で再度整理してみましょう．「泣いてアピール」＝「問題行動」，「言葉でアピール」＝「社会的行動」とみなすのは，医療者（支援者）の視点や社会の視点です．要するに，「周りにしてみれば」です．当事者の視点こと，本人にしてみれば違います．赤ちゃん視点では「泣いてアピール」＝「望みが叶わない行動」，「言葉でアピール」＝「望みが叶う行動」であり，女の子視点では「泣いてアピール」＝「望みが叶う行動」，「言葉でアピール」＝「望みが叶わない行動」です．傍目には，赤ちゃんは「社会的行動」を，女の子は「問題行動」を好んでいるように見えても，本人たちにとっては，「望みが叶う行動」を好んでいるだけです

結局，医療者（支援者）の視点でいうところの「問題行動」も「社会的行動」も，当事者の視点になればその「行動の目的」が同じである限り等価です．だったら望みが叶うほうを選ぶのみです．一方で，医療者（支援者）にとって「問題行動」と「社会的行動」は等価ではなく，ただ，「問題行動」をやめて「社会的行動」をしてほしいのです．本人の望みが叶うかどうかは関係なく．

PBSは，この両者の視点に折り合いをつける支援です．「社会的行動＝当事者の望みが叶う行動，かつ，問題行動＝当事者の望みが叶わない行動」という図式を成り立たせる支援がPBSなのです．　PBSではこの図式が成り立つように環境調整をします（下表）．

図で○がつく部分が ポジティブな行動支援		当事者の視点　本人にしてみれば?	
		良い行動（望みが叶う行動）	悪い行動（望みが叶わない行動）
医療者の視点 支援者の視点 社会の視点　周りにしてみれば?	良い行動（社会的行動）	あー ジュースが欲しかったのね　ジュース（○）	我慢しなさい（×）
	悪い行動（問題行動）	しょうがないなあ おぎゃー（×）	何をして欲しいのかな? ぎゃーぎゃー（○）

【PBS では「医療者（支援者）の視点」を意識して抑えるべき場面がある】

　PBS は「医療者（支援者）の視点」と「当事者の視点」の両方をもっていなければできません．何が「社会的行動」なのかは当事者の視点にならなくてもわかりますが，何が「望みが叶う行動」なのかは当事者の視点にならなければわかりません．だから，当事者の視点になって，「当事者がやりたいこと」を見極めることが PBS の第一歩になるのです．そのために共感が大切なのです．

　ここで注意しなければならないのは，「医療者（支援者）の視点」は「当事者の視点」を取得する事を阻害しうることです（135 頁「ポイント❶❷解説」参照）．特に，医療者は問題行動の理由を考える際に，その目的でなく原因に注目してしまいがちです[1]．「問題行動をおこすのはなぜ？」と考えたときに，「何がしたいんだろう？」と考えずに，「どんな病気や障害のせいで（どんなメカニズムで）問題行動がおきている？」と考えがちなのが医療者です．「医療者（支援者）の視点」は原因論に走りがちで目的論は忘れがちな視点なのです[1]．PBS をやる際には，一旦「医療者（支援者）の視点」を捨てて，「当事者の視点」になって，「何のために？」を考えましょう．

【目的論の観点が大事（「その行動は何のため？」「結局，何がやりたいんだろう？」）】

　どうしてもメカニズムを考えてしまう医療者（支援者）の視点を抑えるためにもう少し解説をしましょう．まずは「なぜ？」の考え方の整理です．（ある動物が）なぜそのような行動をとるのか？　その問いに対してはいろいろな答え方があります．この答え方を，ノーベル生物学賞の受賞者である Tinbergen は下の図のような 4 種類に整理しました[10]．

生物の機能を考えるための Tinbergen の 4 つのなぜ？[1][10]

	機能	プロセス
究極要因 （目的論）	（1）適応 何のためにある？	（2）系統発生 どのように進化した？
至近要因 （原因論）	（3）メカニズム どんな仕組み？	（4）成長 どのように成長した？

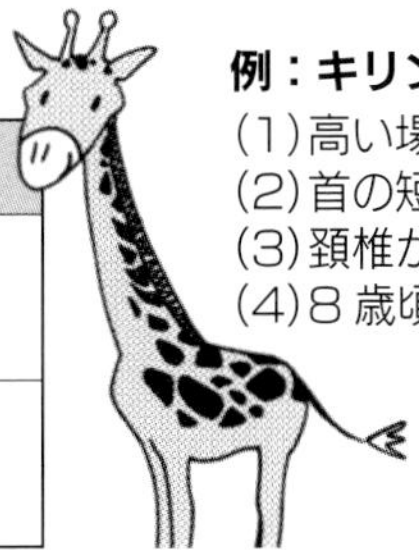

例：キリンの首はなぜ長い？
(1) 高い場所の葉を食べる<u>ため</u>
(2) 首の短い個体は淘汰された
(3) 頚椎が大きい（多くはない）
(4) 8 歳頃まで首は伸びる

　このままではわかりにくいので噛み砕きましょう．行動の「なぜ？」の答えを，上段の二つは「目的論」，下段の二つは「原因論」で言及しています．

　　（1）（2）は，「その行動をとるのは何のために？ 何が目的で？」という捉え方です（究極要因）
　　（3）（4）は，「何が原因でその行動が起こった？」という捉え方です（至近要因）

　PBS を考えるうえで重要なのは前者の捉え方でした．特に大切なのは（1）で，「その行動をとるのは何のために？ 何が目的で？」というふうに考えましょう．なお（2）は人間の進化の歴史を考える捉え方なので，支援を考えるうえでは考慮しなくて OK です．

　（1）のように捉えると，例えば，「子どもが泣いているのはなぜ？」という問いに対して，「ジュースをもらう<u>ために</u>（その気持ちをアピールする<u>ために</u>）」…というような答えになります．このように捉えることが，ポジティブな行動支援につながっていくことは，わかると思います．

医療の世界では,「何が原因?」という考え方をする癖がついていますから,4つのなぜ? で言うと,(3) のメカニズムでどうしても考えてしまいます. ただしそうすると,「ある高次脳機能障害の人が怒っているのはなぜ?」という問いに対して,「高次脳機能障害だから, 脱抑制があるから」というような答えになり, PBS につながりません.

　また, 発達障害の場合は表の (4) を原因として捉えがちで,「ある発達障害の人が怒っているのはなぜ?」という問いに対して,「発達障害だから, 感情がコントロールできないから (成長に問題がある)」というような答えになり, やっぱり PBS につながりません. 原因論で考えると, 同じ障害をもつ人に対しては, 同じ答えにしかならないからです.

　「怒るのは脱抑制があるから, 脱抑制の対応をしよう」というように考えたほうが, 支援を考えやすいように感じます. でもこれは, 医療者 (支援者) の視点に基づく支援という話だったでしょう? (→ 135 頁「ポイント❶❷解説」参照).

　行動支援が発展する歴史において, かつては, 高次脳機能障害に対しても, 発達障害に対しても, 認知症に対しても,「この人は脱抑制だから脱抑制の対応をしよう」「ADHD だから ADHD の対応をしよう」「アルツハイマー病の支援をしよう」などのように画一的に捉える時代がありました[1)11)12)]. でも実際は, 画一的に捉えた対応よりも, 患者さんひとり一人のニーズ (目的) に対応した PBS のほうが効果がありました[1)11)12)]. 支援の効果のうえでも, 病態のメカニズムを考えるより,「何のために?」と考えるほうが大事なのです.

　では, 先ほどの赤ちゃんと女の子の例を振りかえって考えてみましょう. 彼女たちが泣いていたのはなぜでしょう? それを問題行動として捉え,「原因 (メカニズムと成長)」「目的 (何のために?)」に注目してそれぞれ答えを考えてみましょう.

　原因 (メカニズムと成長) に注目した場合の回答例 (問題行動の原因) としては,「口渇の不快を抑えるための脳機能が未発達だから, 不快を表出している (泣いている)」といった旨の内容であれば正解です.「前頭前野が未発達だから」とか, なんなら,「赤ちゃんだから (小さい女の子だから)」でも正解です. これに対して, 目的 (何のために?) に注目した場合の回答例 (問題行動の目的) としては,「ジュースが欲しいことを訴えるため」といった旨の回答が正解.「ジュースをもらうため」でも OK. ちなみにここまでの回答は赤ちゃんの例と女の子の例でまったく同じです.

　さて, 原因の解決を考えた場合, ジュースを与えて喉を潤しその場をしのぐことはできますが, また喉が渇けば泣きます. 未発達な脳機能に関してもどうしようもありません (成長とともに泣くことを我慢することはいずれできるようになると思われますが). 結局, 原因を考えても, どうしたら泣く行動を減らせるのか?, その支援の内容を決められるわけではありません. 一方で, 目的のほうに注目した場合は, 支援すべき内容がわかります.

　この赤ちゃんも女の子もジュースが欲しいという「目的達成のために泣いている」ので, 泣くのが問題であれば, 本人にとって等価で, 周りにとっては社会的に良い行動を強化すればよいのです (つまり, 社会的行動で目的達成した経験を増やす). 赤ちゃんの例のように,「言葉でアピール」する成功体験を経験させられれば,「言葉でアピール」する行動が強化されます (正の強化). 同時に,「泣いてアピール」する失敗体験は「泣いてアピール」する行動の頻度を減らします (負の強化). さらに言えば,「言葉でアピール」する行動が出やすく,「泣いてアピール」する行動が出にくい方向へと, 脳が機能的・構造的に変化していきます (メカニズムの話にまでつながっていく). 女の子の例はこの真逆の支援をやってしまっています.

　このように，「何のために？」と，行動の目的を支援者が理解していれば，どのように接すれば問題行動が減るのかわかり，支援内容を決めることができるのです．その反面，問題行動の原因を考えても，支援につながらないことが多いのです（脳の病気やケガでは特に）．

【PBS で共感性が必要なのは何のため？】

　ここまでで，「当事者のやりたいこと（行動の目的）」に注目すべき理由はわかったと思います．行動の目的，特に「問題行動の目的」は「当事者の視点」にならないとわからないので，PBS を行っていくうえで共感性は重要になります．

　ん？　でもわざわざ共感しなくても，「何がしたいのか当事者に尋ねれば済むのでは？」と思うかもしれません．よく入るツッコミです．でも，「自分が何をしたいのかよくわからない」のが，脳疾患の当事者がもつ特徴です（下図）[1)13)]．だから，本人に尋ねるだけでは不十分で，周囲が共感によって「当事者が何をしたいのか」察することが重要になります．

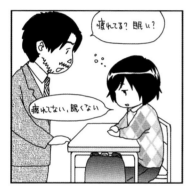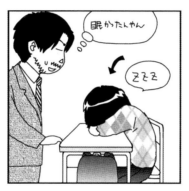

　漫画の例のような，自分自身の感情・体調変化に対する鈍さは，高次脳機能障害・発達障害・認知症でよく見かける特徴的な症状です[1)13)]．このような，「自分が何をしたいのかよくわからない」障害は，よくわからない（気付きのない）次元によって，失感情症（アレキシサイミア；alexithymia）[13)14)]や，失体感症（アレキソミア；alexisomia）[13)15)16)]，などと称されます．

　失感情症は，比較的高度な認知機能である自己の感情の同定やカテゴリー化などの障害で[13)14)]，ようするに「感情の気付きの障害」です．これに対して，失体感症は，漫画の例のような「身体感覚（＝自律神経感覚・内受容感覚）の気付きの障害」です[13)15)16)]．身体感覚は感情の基盤なので，身体感覚の気付きの問題である失体感症のほうが感情の気付きの問題である失感情症よりも低次元の気付きの問題です．失体感症があれば同時に失感情症にも至ってしまいます．脳の病気やケガでは，失体感症があって，二次的に失感情症に至っているパターンが多いです[13)]．なお，もっと高次元の気付きの問題として，「病識の欠如」がありますが，失体感症→失感情症→病識の欠如パターンが多いと考えます．

　これらの，「自分が何をしたいのかよくわからない」障害があるために，周囲の共感性が必要になるのです．上の漫画のような例は医療者（支援者）はよく経験していると思いますが，そもそもこれを気付きの欠如とみなせるのは，本人の疲労感や眠気が情動伝染するからです．だからこそ，本人は「眠くない」と言っていても，「本当は眠りたいんだな…」とわかるのでしょう？

　気付きの障害があると知らなくても（知識がなくても），普通の共感性があればわかるハズ．こういった感覚が支援をするうえで大切なのです（苦手な医療者・支援者は本書のマインドフルネス訓練を当事者と一緒にやってみてくださいね！）．

C. 医療者（支援者）の視点

> ❺ 当事者の目的（望み）をいつもかなえるわけではない．
> あくまで，「社会的に良い行動をすれば目的が叶う環境を作る」のが支援では重要．
> ❻ 社会的に良い行動とは，「その当事者の社会的役割として許される範囲の行動」という意味．
> それを考えるため「社会的立場（役割）≒一般的他者視点」への視点転換が必要．
> ❼ 支援の輪の中では，お互いをよく知らなかったり親しくない人同士で協力する必要が出てくる．
> 当事者に共感しない人も必ずいる．彼らも含めて協力するには支援者は正しく社会的役割を演じる必要がある．

【社会的行動とは】

　ポイント❺❻❼は「医療者（支援者）の視点」も大事ですよ！という話です．

　何が望みが叶う行動なのかは当事者の視点でなければわかりませんが，何が社会的行動なのかは「社会の視点」にならなければわかりませんよね？ この社会的な視点を，医療者（支援者）が担う必要があります[3)4)]．

　PBS では 138 頁の図のように，当事者にとって良い行動（望みが叶う行動）と，社会にとって良い行動（社会的行動）を一致させなければなりません．同時に，当事者にとって悪い行動（望みが叶わない行動）と，社会にとって悪い行動（問題行動）も一致させなければなりませんが，より重要なのは前者の良い行動の一致のほうです．

　さて，では社会にとって良い行動（社会的行動）とはどんなものでしょう？ その判断を下すのはその名の通り「社会」ですが，それはどんな社会でしょうか？

　ここで言う社会はコミュニティと言い換えたほうがわかりやすいかもしれません．生活環境の場と言い換えても可です．当事者の生活環境の場となるコミュニティが，社会全体レベルなのであれば，社会的行動とは言葉のまま．社会全体のルールや一般常識で OK な行動＝社会的行動です．ただし多くの人は，最大レベルの社会（地球レベル）ではなく，日本レベルだったり，都道府県のレベルだったり，市町村のレベルだったり，会社や学校や病院の中のレベルだったり，家の中のレベルだったり，場合によっては部屋の中（ひきこもり？）のレベルだったり．コミュニティの大きさ・場所は人それぞれです．

　PBS における社会的に良い行動（社会的行動）は，その人の生きる"社会"における…という意味での，「社会的立場（役割）で許容される範囲の行動」です．よって，一概に決められるものではありません．これを決めるには，「社会的立場（役割）の視点取得（レベル 4 視点）」を当事者ひとり一人に合わせて行う必要があります．その人が日本の総理大臣なら一般的な総理大臣の視点になる必要があるし，病院の看護師長なら一般的な看護師長の，主に部屋の中だけで過ごす赤ちゃんであれば一般的な赤ちゃんの視点になる必要があります．そういう視点で，社会的行動と問題行動の線引きを決めるのです．ただ一つの定点から線引きをしてはいけません．

　例えば，高次脳機能障害の回復ステージにあわせるなら，最初（入院中）は病院で過ごす患者さんとして許容される行動なら OK，在宅療養中になったらその人の家のルールや家族内の立場として許容される範囲の行動をとらせる，地域生活（地域リハ）を始めるなら地域のコミュニティ内のルールを守る，復職（社会リハ）するのであれば会社と社会のルールを守らせ社会的役割を果たせる範囲の行動を…のように許容する範囲の行動を，社会生活のステージにあわせて随時設定する必要があります．

【社会的行動と問題行動，セーフとアウトの線引き】[1][17][18]

　社会的行動と問題行動の線引きも，当事者への共感の場合と同様で，まったくもって普通の感覚の範囲で OK です．特別な知識はあまり必要ありません．当事者へ共感することも社会視点をもつことも，個々では難しくありません．難しいのは，当事者への共感と社会視点の両立です．だって，「この人は背広を着たくないんだな」と強く共感していたら，サラリーマンの役割を演じさせようとするのに抵抗が生まれませんか？ 糖尿病の当事者に心底共感していたら，食事制限をする看護師の役割に徹することは簡単でしょうか？

　でもダメなものはダメです．その人の今の社会的役割（立場）でアウトなことをした時に，当事者の望みをかなえてはいけません．ただし，心を鬼にして糖尿病の当事者に食事制限をするような場合とPBS はちょっと違います．医療者（支援者）が鬼になる必要は必ずしもありません．そもそも，社会的役割（立場）でアウトな行動で望みがかなうようなことは，普通の社会では起きにくいからです．特に大人の場合は．

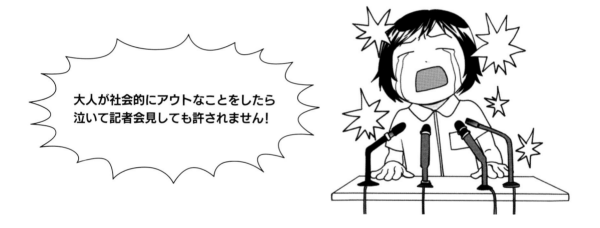

大人が社会的にアウトなことをしたら
泣いて記者会見しても許されません！

　もちろん，「家の中では OK だけど，公共の場ではダメ」みたいな，ケースバイケースのパターンもたくさんあります（裸で過ごすとか）．家の中の社会が，家の中でその行動を許すのであれば，PBSでももちろん OK して結構．社会的行動と問題行動の線引きを決めるのはあくまでその時その場の社会なので．その時その場で許されない行動を，その時その場で許容してはいけないというだけです．家の中では裸で OK ですが，快適だからと（快適を目的に）家の外でもそういう行動をとったらダメです．目的達成は阻止されなければなりません．

　ただし当事者の周りが何もしなくとも，裸で過ごす人を快適にさせてくれる人は家の外にはそうそういないでしょう．おまわりさんに連れて行かれたり．そうして，快適に過ごす望みも外で過ごす望みも叶わなくなります．支援者が何もせずとも，一般社会はそのままの形で PBS になっています．少なくとも，問題行動＝当事者の望みが叶わない行動という一致を作る点においては．

　だから，ひとまず禁止の方面の PBS はまずは社会に任せておけば OK です．<u>社会が自然とやってくれないことは，社会的行動＝当事者の望みが叶う行動という一致を作るほう</u>です．禁止のほうの対策はそれをやった後で考えましょう．まずは，当事者が快適に過ごせる服を探すのです．そしてその服の合否を社会にゆだねるのです．もし，どれだけ努力しても家の外で合格が出ないのなら，常に家の中で過ごす選択肢をとるしかありません．本人の限界に応じて，社会生活のステージを落とす判断も時に重要です．

【どこまで社会は環境調整できるのか？】[1)17)18)]

ポイント❻は環境調整の話です．

環境調整といえば，まずは，本人が快適に過ごせるように環境を変えるような，「社会生活の難易度を落とす」ニュアンスを第一に思い浮かべる人が多いと思います．でも同時に，本人が"次の"環境で快適に過ごせるように環境を変えるような，「社会生活の難易度を上げる」環境調整も同じくらい重要です．地域生活でも通用するような社会ルールを家の中に導入したりするような．これと同じ事を「子育て」「しつけ」として家庭ではおこなっているのではないでしょうか？皆さんも，年齢とともに，家庭内で許容される社会的行動は厳しくなっていたはずです．家庭外でも，小中高…社会人と年齢が上がるにつれ，社会的行動の難易度は上がっていったはずです．

PBSも専ら環境調整を行う支援ですが，社会生活の難易度を「上げる」環境調整のニュアンスのほうが近いと思います．子育てや学校教育と同じように，少しずつ社会的行動の縛りを増やしていって，その環境の中で社会性を伸ばしていきます．

もちろん難易度を漸増する過程の中で，難易度を下げる環境調整もありえます．就労支援施設のような地域リハレベルの訓練の場で社会生活の難易度を上げても，職場のレベルの難易度には届きません．最高に難易度を上げた地域リハから，最高に難易度を下げた職場につなぐような環境調整ができると理想的です．

ただし周囲の理解が得られやすい環境調整は，業務内容の難易度（量や時間）です．社会生活の難易度を下げるような交渉は非常に難しいです．業務内容の難易度調整はまだ周りに示しがつくと思われますが，社会的態度の許容範囲を調整したら「周りに示しがつかない」と思われてしまうのです．周りの人間がまったく許さない行動を取っていたら，その社会では問題行動ですよね？それで本人の望み（例えば就労すること）が叶ったら，そもそもPBSでもないし．

もちろん，会社では社員の感覚なんかよりも会社のルールのほうが優先です．もし裸で出社する事が会社のルールで特別に許されたのであれば，それを咎める周りのほうが間違っている．私の感覚ではおかしく感じますが，会社のルールなんだから社員としては仕方がないわけです．裸の例は極端ですが，「自分の感覚のほうがおかしい」と見なされるルールがあるとどんな気分になるのか？想像するための例としてあげました（自己投影してみてください）．

社会性の支援としての環境調整を導入することは，その社会のルールを変えてしまうことになりえます．それをやってその社会のメンバーに本当になれるのか？という．多くの場合，その社会のルールはその社会のメンバーの自然な感覚と一致しています．それがはっきりと文章に書かれたものであっても，場の空気のような不文律であっても．そんな社会のルールを変える人は歓迎されるでしょうか？

自分が自然に振舞ってもそれは社会的行動で，問題行動にならないような，そんな社会のルールがある環境にそもそも人は好んで居つきます．そうでなくともその社会における問題行動を起こせばなんらかのカタチで淘汰されるし（社会は自然とPBSになっている面があると言う話を前頁に書きましたが，PBSが基盤にする「行動変化の法則」は自然淘汰にも似ています），結局，その社会のルールと自然な感覚が一致している人が長くその社会にいるメンバーになりがちで，場合によりその人たちの自然な感覚がその社会の不文律ルールになっています．そんな社会のルールを変えることは可能でしょうか？もしできても，それをやって本当に大丈夫ですか…．

結局，何かしらの社会の環境調整をしようとするなら，その社会の人たちの視点にならないとダメです．そうすることで，環境調整できる範囲の限界はわかります．この項の話を読んで，環境調整のター

ゲットに“される”人たちの視点を実感できたのではないかと思います．社会性をターゲットにした環境調整が，ものすごい難しいことだとあらためて実感できたのではないでしょうか．

【医療者の社会的役割（立場）と合理的配慮】[1) 17) 18)]

　最後に PBS のポイント❼ の話です．

　支援の輪の中では，お互いをよく知らなかったり親しくない人同士で協力する必要が出てきます．当事者に共感しない人も必ずいます．彼らも含めて協力するには支援者は正しく社会的役割（立場）を演じる必要があります．では，医療者の演じるべき正しい社会的役割とはなんでしょう？ その社会とは，病院や支援施設の中だけの話でしょうか？

　一般社会の人たち，特に経済人から見れば，医療者は社会視点がない人と思われがちです．環境調整や合理的配慮をすることで，どれだけその会社にとって利益になるのか（あるいは損害となるのか），についてまったく考えずに就労支援をしていませんでしょうか．会社にしてみれば，共感性に問題がある当事者の支援だと言って，会社にまったく共感のないルール変更を提案してきたりする人たちに見えていたりするわけです．そんな医療者に会社の人たちが協力しますでしょうか？

　社会全体と言う視点で見ると，当事者の視点に基づく支援の中で医療者が演じるべき社会的役割は，「合理的配慮」を本来の意味で合理的にすることだと思います．法的に義務化される以前，雇用者サイドに「合理的配慮」の必要性について説明すると，必ずといってよいほど，「企業・事業者にとってどのように合理的なのか？」と尋ねられました．そして，この質問の意図の多くは，「企業・事業者にどのようなメリットがあるのか？」という旨でした．そりゃそうだ．“合理的”というと，当事者にとっても，企業にとっても，win-win な協力関係を作るための配慮に聞こえますよね？

　例えば，注意障害の当事者がいたとして，その人が午前中の 3 時間を連続して作業した場合よりも，45 分働いて 15 分休む事を 3 回繰り返したほうが作業量を多く保てるなら，休み休み作業させたほうが障害のある人にとっても企業にとっても得です．このような互恵的な関係が作れる配慮をもってして，合理的配慮と呼ぶならばみんな納得でしょう．

　合理的配慮の本来の対象は，配慮があれば社会的役割を全うできる人（otherwise qualified individual with a disability）です[19)]．本場アメリカでは合理的配慮を reasonable accomodation と表現していますが，配慮してあげたほうが社会にとってよいとか，理にかなってるとか…本来はそういう意味です．当事者にとって「だけ」得になるような環境調整を指していません．合理的配慮は社会にとっても得になるようなものでないといけないわけです．

　社会から求められる医療者の役割の中にも，「その社会にとってもよい環境調整をする事」は含まれると思います（就労支援ならば企業にとってもよい支援）．その役割を果たさずして社会に協力を求めても，協力してもらえないのは当たり前では？ と思ってしまいます．そこを共感で繋ごうとする人も多くいると感じます．ただ，少なくとも企業に共感を求めるやり方は上手くいきにくいし，もし協力してもらえても双方にとって本当に得でしょうか．当事者を自分で雇うことや仕事のバディを組むことを想像してみてください（自己投影してみてください）．共感だけでできますでしょうか？ 私も個人事業と社団法人を一つずつ経営していますが，経営は大変です．当事者のスタッフ（ピアスタッフ）を雇った経験も少なからずありますが，自分のお金を使うと大変さがわかると思います．

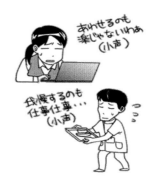

経営者視点を体験すると，算盤をはじく能力が優しさに直結する感覚を味わえます．そうしたら，社会に共感を求めるやり方だけで支援を成り立たせようとかは思わなくなるんじゃないかなと．

　私も若い頃は前頁のイラストのような人たちはひどい人だと思ってました．でも…普通の人ですよね？　彼らのような周囲の協力者の視点にならずして，当事者と社会の間に win-win な関係を築くような配慮はできないと思います．

　当事者の味方になれるのは医療者（支援者）だけ」といったようなお話はよく聞きますが，同時に，「当事者と社会の間の交渉人（ネゴシエイター）になれるのも医療者（支援者）だけ」だと思います．その交渉人の仕事こそ，地域リハや社会リハに関わる医療者（支援者）に求められる社会的役割（立場）でしょう．そこでもしその交渉人が，交渉相手の社会の視点をもっていなかったら交渉は破綻してしまいます．

　二宮尊徳の言葉に，「道徳なき経済は罪悪であり，経済なき道徳は寝言である」というものがあります．社会リハをやろうとしたらなおのこと，企業の視点を含めた社会経済的な視点が求められると思います（そこまでを医療者の社会的役割に含めた視点が PBS では必要だと思います）．

　例えば，医療者でよく，「現場に人が足りない！」といった旨の不満を言っている人がいます．ただし，「現場に人を増やすと，コストを利益が上回る」というニュアンスでこの発言をする人をほとんど見たことがありません．「このやり方はおかしい」「ルールが間違っている」といった旨の発言もよく聞きます．その人にとってはやりにくくても，全体のオペレーションの中では最適の仕様になっているのかもしれません．「私がやりやすいやり方に変えたら全体のオペレーションにどんな影響が出るんだろう？」，そういうふうに考えると，変えないほうがいいという結論に達するかもです．

　実際に，「現場に人が足りない」「このやり方はおかしい」といった旨を繰り返し，職場のルールを破る当事者を非常に多く経験します．その際に，職場のルールを変えようとするような PBS は合理的配慮とは言えないと思います．当事者の多くは視点取得の問題によって左様なトラブルを起こしています．その場合にまずやるべき PBS は，「経営者の視点や管理職の視点などの説明」です．それを職場に要請します．

　もちろん，説明してなおルールを破るようであれば職場のルールで懲戒することもセットです．さらには，もし経営者や管理職の視点でも有益なルール変更を当事者が提案できたらルール変更する（望みをかなえる）こともセットです．こういうのが大人の PBS です．当たり前のことなんじゃ？　と思うかもしれませんが，「周囲の人に経営者や管理職の視点を説明してもらうことを頼む」という部分が環境調整です．いちいち説明してくれる上司や経営者は少ないでしょう？

　こういったやり方が上手くいくと当事者と会社で win-win です．例えば，ある ADHD 当事者の上司さんは，職場の同僚が見ている前で説明するようにしたそうで，「他のスタッフに示しがつく」「（横で話を聞いていた）他のスタッフの仕事の理解も進んだ（業務内容や経営者視点など）」「自分が経営者視点について考えるいい機会になった」などの意見をもらいました．当事者本人は，納得してルールを守れるようになった点もあれば納得しない点もあったようですが，ルールを破るよりもなんとかルール変更を考えたりするようになったりして，ルール破りはほとんどなくなりました．こうした当事者の行動の変化を周囲も好ましく感じていたそうな．これぞ合理的配慮です．

　この例はとても上手くいったケースで，いい条件がそろわないとここまでは難しいです．この ADHD 当事者は知能の問題がなく，注意障害も代償できるレベルで，視点取得の問題だけが際立っていたケースでした．また，運よく職場の方が協力的でした．いい条件がそろわなくとも，上記のような

PBS 導入を試してくれる企業は多いと感じています．おそらく，会社の中のルールを変えなくてもできる点が大きいのでしょう．こうした環境調整が大人の PBS の例です．

　なお私は，合理的配慮やその他の障害支援について社会経済的な視点で書いた記事を経済誌（東洋経済online）にいくつか投稿しています[17][18]．そのコメント欄に経済人の視点らしきありがたい意見（厳しい意見）がたくさんついているのでよかったら見てみてください．社会全体の視点を含めた壮大な社会リハ編の話は，そのうち本シリーズでも書きたいと思っていますので，いずれまた！

参考文献

1) 粳間　剛，仙道ますみ：高次脳機能障害・発達障害・認知症のための~~邪道な~~地域支援養成講座．三輪書店．2017.
2) Baijot S, et al：Neuropsychological and neurophysiological benefits from white noise in children with and without ADHD. Behav Brain Funct 12：11, 2016.
3) 粳間　剛：「共感」と「視点取得」の正常な成長・発達とその障害(発達障害)－注意・感情・記憶の観点から．臨床老年看護 25：106-115, 2018.
4) 粳間　剛：「共感」と「視点取得」の正常な老化とその障害(認知症)．臨床老年看護 25：102-108, 2018.
5) Ylvisaker M, et al：Behavioural interventions for children and adults with behaviour disorders after TBI：A systematic review of the evidence. Brain Inj 21：769-805, 2007.
6) 渡邉　修：認知リハビリテーション効果のエビデンス．認知神経科学 13：219-225, 2012.
7) Carr EG, et al：Positive behavior support for people with developmental disabilities：A research synthesis. In Braddock D, Ed. American Association on Mental Retardation.
8) Bradshaw CP, et al：Effects of school-wide positive behavioral interventions and supports on child behavior problems. Pediatrics 130：e1136-e1145, 2012.
9) Livingston G, et al：A systematic review of the clinical effectiveness and cost-effectiveness of sensory, psychological and behavioural interventions for managing agitation in older adults with dementia. Health Technol Assess 18：1-226, 2014.
10) Tinbergen N：On aims and methods in ethology. Zeitschrift für Tierpsychologie 20：410-433, 1963.
11) 粳間　剛：高次脳機能障害の症状とその対応．看護技術 54：606-612, 2008.
12) 粳間　剛，他：ポジティブな行動支援．地域リハ 3：531-533, 2008.
13) 粳間　剛，仙道ますみ：ココロとカラダの痛みのための~~邪道な~~心理支援養成講座．三輪書店．2018.
14) 脳科学辞典：心身症．http://bsd.neuroinf.jp/wiki/%E5%BF%83%E8%BA%AB%E7%97%87
15) Craig AD：How do you feel now? The anterior insula and human awareness. Nat Rev Neurosci 10：59-70, 2009.
16) Ikemi Y, et al：An oriental point of view in psychosomatic medicine. Psychother Psychosom 45：118-126, 1986.
17) 粳間　剛：障害者への「合理的配慮」はなぜ必要なのか－会社や同僚にとってのメリットは？東洋経済 Online. 2018. https://toyokeizai.net/articles/-/231071
18) 東洋経済 Online 著者ページ 粳間　剛 https://toyokeizai.net/list/author/%E7%B2%B3%E9%96%93_%E5%89%9B
19) 内閣府：平成 27 年度合理的配慮提供に際しての合意形成プロセスと調整に関する国際調査報告書．2. アメリカにおける合理的配慮提供に際しての合意形成プロセス 2-2. アメリカにおける合理的配慮の概念．https://www8.cao.go.jp/shougai/suishin/tyosa/h27kokusai/h2_2_2.html

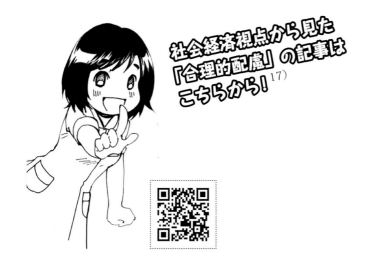

社会経済視点から見た「合理的配慮」の記事はこちらから![17]

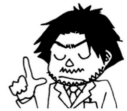

その他の経済記事はこちらから![18]

〈著者略歴〉

粳間　剛（ウルマゴウ）
医師・医学博士
一般社団法人 iADL 理事長.
臨床では，医療法人社団敬智会梶原病院の内科部長をしつつ，ところにより，精神科医.
でも専門医を持っているのはリハビリテーション. 最近は整形の外来をやっている時間が長いです.
長年，脳画像を一日中見て過ごしていたら，変わった経歴になってしまいました.
専門学会で論文賞をもらったりもしているので，脳画像の研究はそこそこやっているほうじゃないかと思っています.
開業して臨床で独立した医者は多くても，研究で独立した医者は聞いたことないなと気付き，私設研究所「粳間メンタルリハビリテーション研究所」を立ち上げました.
所定の書類を所轄の税務署に提出すると誰でも研究所は開設できるようです.
そこから最近，一般社団法人に移行しました. こちらはものすごい審査が大変でした.
著書に『コメディカルのための邪道な脳画像診断養成講座』『高次脳機能障害・発達障害・認知症のための邪道な地域支援養成講座』『ココロとカラダの痛みのための邪道な心理療法養成講座』『国家試験にも臨床にも役立つ！リハビリ PT・OT・ST・Dr.のための脳画像の新しい勉強本』など.

仙道ますみ（センドウマスミ）
道のく仙台に生まれたことから仙道と名乗る.
多摩美術大学卒業後，漫画家になる.
二女を先天性の心疾患で亡くしたことをエッセイ漫画『NICU 命のものがたり』に綴る.
主に女性の心理や怖さを表現する性に関する漫画を執筆しています.
代表作に『えっち』『あい。』集英社『リベンジ H』双葉社
現在，集英社グランドジャンプめちゃにて「純愛契約」連載中
邪道な養成講座シリーズ キャラクター LINE スタンプ発売中！

「粳間 スタンプ」で検索！またはQRコードで➡

高次脳機能障害・発達障害・認知症のための邪道な
地域支援養成講座　実戦編

発　行　2020 年 8 月 20 日　第 1 版第 1 刷Ⓒ
原　作　粳間　剛
まんが　仙道ますみ
発行者　青山　智
発行所　株式会社 三輪書店
　　　　〒 113-0033 東京都文京区本郷 6-17-9　本郷綱ビル
　　　　☎ 03-3816-7796　FAX 03-3816-7756
　　　　http://www.miwapubl.com
装　丁　臼井弘志（公和図書株式会社デザイン室）
印刷所　三報社印刷 株式会社

■ 邪道だけど読んだ後から役に立つ―ポジティブな行動支援の考え方

高次脳機能障害・発達障害・認知症のための
~~邪道な~~ 地域支援養成講座

原作　粳間 剛（一般社団法人 iADL 代表理事）
まんが　仙道 ますみ（漫画家）

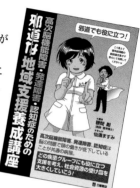

　高次脳機能障害、発達障害、認知症は脳の問題で頭の働きが低下していることが共通の病態です。

　本書では、最新の脳研究の知見と臨床経験に基づいて、これらの疾患グループに共通の病態について、そしてどの疾患にも共通して役に立つ、個別ニーズに対応した、ポジティブな行動支援や治療的環境づくりについて、漫画を交えて、世界一わかりやすく解説します。

　3つの疾患の診断・分類上の違いが知りたい、苦手な脳機能解剖について理解したい、というニーズに対しても、病院や地域で対象者に関わるあらゆる職種の方や家族の方にとっての支援の根拠やヒントとして、また疾患の理解や実践の振り返りのために、本書はきっと役に立ちます。

■ 主な内容 ■

本編

養成講座第 1 回　高次脳機能障害・発達障害・認知症の共通点を見よう
養成講座第 2 回　病歴の違いがそのまま各疾患群の違い
養成講座第 3 回　脳機能解剖：ここだけはおさえよう
養成講座第 4 回　認知機能の評価の最初は表情・しぐさ等の様子の評価から
養成講座第 5 回　感情と体調は切り離せない．環境とも切り離せない
養成講座第 6 回　問題行動への共通対応：「ポジティブな行動支援」
養成講座第 7 回　注意機能・注意障害の捉え方と対応
養成講座第 8 回　注意や感情の観点から遂行機能を捉える―アイオワギャンブル課題を考察して
養成講座第 9 回　つながりを司る人間独自の脳：連合野―遂行機能の話②意味・理由づけ・連合学習
養成講座第 10 回　支援を考えるための記憶の捉え方
養成講座第 11 回　言語とコミュニケーション（前編）―逆向連合 / 対称性バイアスと言語の決定不十分のテーゼ
養成講座第 12 回　言語とコミュニケーション（後編）―Looping/Dipping, メラビアンの法則 , ガヴァガーイ問題等

特別編

養成講座第 1.5 回　診断名は本当に正しい？専門医の ADHD 診断例の中にも高次脳機能障害が混じるケース等
養成講座第 2.5 回　環境の違いで大違い―実例編：健常な高齢者と若年の脳外傷を比べる
養成講座第 3.5 回　できるだけシンプルな次元から , 問題を捉えようとするべき
養成講座第 4.5 回　動物脳が司る運動―motor― の話
養成講座第 5.5 回　Treatable dementia を思い出そう！感情と体調の話 , アレコレ
養成講座第 6.5 回　問題行動が起きるのは何のため？目的に注目した支援
養成講座第 6.75 回　問題行動改善に「罰」は有効なのか
養成講座第 7.5 回　上手に注意のコントロールをしよう . モードとタスク設定の話
養成講座第 8.5 回　「身体⇔感情」, 双方向性の相互影響の話
養成講座第 9.5 回　直感を暴走させないための考え方でインフルエンザ診断キットも理解できる
養成講座第 10.5 回　財布を自分で置き忘れたのに家族が盗んだと言っている患者さんの例
養成講座第 11.5 回と第 12.5 回一括　対称性バイアスの復習と , そこから一歩進んで考える

● 定価（本体 2,400 円＋税）　B5　130頁　2017年　ISBN 978-4-89590-602-9

お求めの三輪書店の出版物が小売書店にない場合は , その書店にご注文ください . お急ぎの場合は直接小社に .

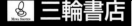三輪書店　〒113-0033 東京都文京区本郷6-17-9 本郷綱ビル
編集☎03-3816-7796 ℻03-3816-7756　販売☎03-6801-8357 ℻03-6801-8352
ホームページ：https://www.miwapubl.com

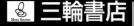

■ リハビリに関わる機能障害の種類ごとに脳画像を学べる新しい勉強本

国家試験にも臨床にも役立つ！
リハビリ PT・OT・ST・Dr. のための
脳画像の
新しい勉強本

著　粳間 剛（一般社団法人 iADL 代表理事）

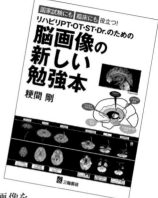

　本書は、リハビリに関わる機能障害の種類ごとに脳画像を学べる新しい勉強本です。まずは片麻痺の画像だけ覚えたい。失語の要素症状を系統立てて脳画像をマスターしたい。そんな人におススメです。例題・症例で理解度を確認しながら、生きた知識を身につけることができます。一般的な CT・MRI だけでなく、各種の脳機能画像、拡散テンソル Tractography などの最新の脳画像まで網羅。王道の知識から最新知見までこれ一冊で OK。国家試験にも臨床にも役立ちます。読者特典画像のダウンロード QR コード付き！　そのまま講義や勉強会のスライドに使えます。臨床とリンクする脳画像解析を積み上げてきた筆者が満を持して送る 1 冊。オールフルカラーです！

■ 主な内容 ■

はじめに 本書の使い方
　1　昔と今
　2　2Dと3Dの脳内変換が大事
　3　基本的な画像の説明
　4　応用画像（機能画像と統計画像解析）の説明

第Ⅰ章　運動神経（錐体路）
　Ⅰ-1　中心前回を特定しよう
　Ⅰ-2　内包後脚を特定しよう（含む基底核の解剖）
　Ⅰ-3　［中脳］大脳脚を特定しよう
　Ⅰ-4　［延髄］錐体を特定しよう
　Ⅰ-5　放線冠？にあたりをつけよう
　Ⅰ-6　橋の錐体路？にあたりをつけよう

第Ⅱ章　感覚神経
　Ⅱ-1　中心後回を特定しよう
　Ⅱ-2　視床（後外側腹側核）を特定しよう
　Ⅱ-3　脳幹の感覚神経路にあたりをつけよう
　Ⅱ-4　トピック―痛みの脳内情報処理系（pain―matrix）

第Ⅲ章　小脳と運動調節系
　Ⅲ-1　小脳内部の機能解剖
　Ⅲ-2　小脳の連絡線維にあたりをつける
　Ⅲ-3　小脳系以外の運動調節系（錐体外路の障害含め）
　Ⅲ-4　トピック―歩行調節系と歩行誘発野

第Ⅳ章　嚥下に関わる脳領域
　Ⅳ-1　テント下病変で嚥下障害は起こりやすい
　Ⅳ-2　テント下の嚥下障害の病変 ① 延髄
　Ⅳ-3　テント下の嚥下障害の病変 ② 延髄以外
　Ⅳ-4　テント上の嚥下障害の病変 ① 基底核レベル
　Ⅳ-5　テント上の嚥下障害の病変 ② 放線冠レベルより上

第Ⅴ章　言語機能の脳内ネットワーク
　Ⅴ-1　Broca野とWernicke野を特定しよう
　Ⅴ-2　口腔顔面領域の運動野を特定しよう
　Ⅴ-3　下頭頂小葉を特定しよう（縁上回＋角回）
　Ⅴ-4　弓状束（上縦束）にあたりをつけよう
　Ⅴ-5　Wernicke野より下方・後方（中・下側頭回と角回）
　Ⅴ-6　Wernicke野より下方・前方（海馬周辺・意味処理の領域）
　Ⅴ-7　喚語困難に関わる領域（単語理解・意味性錯語を含め）
　Ⅴ-8　言語野を支える周辺領域（視床と補足運動野）
　Ⅴ-9　右半球（劣位半球）の言語野

第Ⅵ章　空間性注意の脳内ネットワーク
　Ⅵ-1　下頭頂小葉と前頭眼野を特定しよう
　Ⅵ-2　下頭頂小葉の network ①（→後頭葉，→前頭葉）
　Ⅵ-3　下頭頂小葉の network ② 体性感覚編
　Ⅵ-4　下頭頂小葉の network ③ 右側頭頂接合部（右TPJ）
　Ⅵ-5　空間性注意を支える基礎領域―賦活系と前部帯状回の話

第Ⅶ章　辺縁系
　Ⅶ-1　辺縁系の神経連絡（含む Papez 回路）
　Ⅶ-2　帯状回
　Ⅶ-3　側頭葉内側領域（含む海馬，扁桃体）

第Ⅷ章　前頭前野
　Ⅷ-1　前頭前野の解剖学的区分と機能的区分
　Ⅷ-2　内側前頭前野（含む前部帯状回）
　Ⅷ-3　前頭眼窩野（含む鉤状束，Yakovlev 回路）
　Ⅷ-4　背外側前頭前野―注意のコントロール，ワーキングメモリー，遂行機能を含めたまとめ
　Ⅷ-5　前頭前野の機能低下…の原因の多くは前頭葉病変じゃない
　Ⅷ-6　前頭側頭型認知症（FTD）に学ぶ（前頭前野のネットワーク総復習）

第Ⅸ章　疾患ごとの脳画像の見方―総論
　Ⅸ-1　巣症状か全般症状か画像診断の目的を明確に
　Ⅸ-2　コントラストを見るか，形を見るか

第Ⅹ章　脳血管障害
　Ⅹ-1　脳血管障害（脳卒中）総論
　Ⅹ-2　脳梗塞
　Ⅹ-3　脳出血
　Ⅹ-4　くも膜下出血
　Ⅹ-5　脳血管障害の事例（フルコース）

第ⅩⅠ章　脳外傷
　ⅩⅠ-1　脳外傷総論―ケガなので出血する，最終的に萎縮する
　ⅩⅠ-2　出血パターンの画像所見の脳外傷（挫傷と血腫）
　ⅩⅠ-3　びまん性軸索損傷
　ⅩⅠ-4　脳外傷の事例（フルコース）

第ⅩⅡ章　その他の疾患
　ⅩⅡ-1　変性疾患
　ⅩⅡ-2　脳腫瘍
　ⅩⅡ-3　水頭症
　ⅩⅡ-4　脳炎と脳症
　ⅩⅡ-5　treatable dementia

おわりに

● 定価（本体 4,000 円＋税）　B5　312頁　2019年　ISBN 978-4-89590-672-2

お求めの三輪書店の出版物が小売書店にない場合は，その書店にご注文ください．お急ぎの場合は直接小社に．

三輪書店　〒113-0033 東京都文京区本郷6-17-9 本郷綱ビル
編集☎03-3816-7796 📠03-3816-7756　販売☎03-6801-8357 📠03-6801-8352
ホームページ：https://www.miwapubl.com